Medicina Natural para Doenças do Coração

Glenn S. Rothfeld
Suzanne LeVert

MEDICINA NATURAL PARA DOENÇAS DO CORAÇÃO

Tradução
PAULO CESAR DE OLIVEIRA

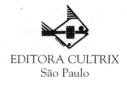

EDITORA CULTRIX
São Paulo

Título do original:
Natural Medicine for Heart Disease

Copyright © 1997 Rodale Press, Inc.

Todos os direitos reservados. Nenhuma parte deste livro pode ser reproduzida ou usada de qualquer forma ou por qualquer meio, eletrônico ou mecânico, inclusive fotocópias, gravações ou sistemas de armazenamento em banco de dados, sem permissão por escrito dos Editores.

Este livro só deve ser usado como obra de referência, não como um manual de medicina. As informações aqui apresentadas visam ajudar você a tomar decisões conscientes acerca da sua saúde. Elas não pretendem ser um substituto para nenhum tratamento que possa ter sido prescrito pelo seu médico. Se você suspeita de que está com algum problema de saúde, insistimos para que procure assistência médica.

Edição
1-2-3-4-5-6-7-8-9

Ano
99-00-01-02-03

Direitos de tradução para a língua portuguesa
adquiridos com exclusividade pela
EDITORA CULTRIX LTDA.
Rua Dr. Mário Vicente, 374 — 04270-000 — São Paulo, SP
Fone: 272-1399 — Fax: 272-4770
E-MAIL: pensamento@snet.com.br
http://www.pensamento-cultrix.com.br
que se reserva a propriedade literária desta tradução.

Impresso em nossas oficinas gráficas.

Dedicatória

A Magi, que possui meu coração,
e a minha filha Carly, que o aquece
G.S.R.

Agradecimentos

Gostaria de agradecer a Madeleine Morel, Barbara Lowenstein
e Rodale Press por sua ajuda na criação e desenvolvimento
desta idéia; a AMR'TA, que produziu o IBIS, um extraordinário
banco de dados de medicina natural; a Richard Glickman-Simon,
Catherine LeBlanc, dr. Daren Fan, Loretta Levitz, Lori Grace, Nancy
Lipman e outros que me ajudaram com seu estímulo e comentários. Agradeço
também a muitos pacientes que me trouxeram idéias e inspiraram-me com
suas próprias jornadas rumo a uma saúde melhor.

Sumário

CAPÍTULO 1
Conheça as Alternativas 9

CAPÍTULO 2
Entenda o Seu Sistema Cardiovascular 23

CAPÍTULO 3
Escolha uma Alternativa 45

CAPÍTULO 4
Alimentação Correta para Ter um Coração Saudável 57

CAPÍTULO 5
Vitaminas e Minerais 83

CAPÍTULO 6
A Prática de Exercícios Físicos para Ter um Coração Saudável 95

CAPÍTULO 7
Redução de Stress e Relaxamento 111

CAPÍTULO 8
Aromaterapia 133

CAPÍTULO 9
Acupuntura e Medicina Chinesa 141

CAPÍTULO 10
Medicina Ayurvédica 155

CAPÍTULO 11
Medicina Quiroprática 165

CAPÍTULO 12
Fitoterapia 171

CAPÍTULO 13
Homeopatia 181

CAPÍTULO 14
O Desenvolvimento de um Plano Alternativo 187

Leitura Recomendada 199

Lista em Ordem Alfabética de Grupos de Medicamentos para
Doenças Cardiovasculares 203

Glossário 209

"Corações não se quebram, eles vergam e murcham."

H. W. Thompson, 1940

Conheça as Alternativas

1

$\mathcal{T}$roy Williams,* um advogado de 48 anos de idade que ocupa o cargo de defensor público, sofreu um ataque cardíaco de moderada gravidade quando estava em meio a um importante processo penal. Sua mulher, Clarissa, ligou para mim alguns dias depois em busca de aconselhamento. "Sei que Troy agora está com medo e disposto a fazer o que for necessário para impedir que isto aconteça de novo e ele tenha de voltar para o hospital", disse ela. Pedi a Clarissa que tomasse as providências necessárias para que o hospital me enviasse o prontuário de Troy e marquei um horário para ver o marido dela na semana seguinte.

O prontuário de Troy mostrava que uma de suas artérias coronárias estava quase totalmente obstruída por uma placa aterosclerótica e que uma outra artéria estava indo pelo mesmo caminho. Felizmente, seu ataque cardíaco fora de pequena gravidade e Troy tinha boas chances de recuperar-se plenamente. Se sua mulher estava correta em achar que seu marido estava pronto para mudar seu

---

* Os nomes foram alterados nesta e em todas as histórias de casos relatadas neste livro. Algumas histórias de casos foram compostas com base em experiências com diversos de meus pacientes.

modo de vida, Troy tinha uma boa chance de reverter a obstrução que já havia ocorrido e, provavelmente, sem o uso de medicamentos ou cirurgia. Depois do ataque cardíaco foram-lhe prescritos dois remédios para o coração — um vasodilatador e um bloqueador de canais de cálcio — para ajudar o sangue a fluir para o coração. As doses desses medicamentos poderiam ser lentamente diminuídas à medida que a saúde de seu coração fosse se restabelecendo.

"Quais são as minhas opções?", perguntou-me Troy, ao chegar para sua consulta. "Meu primo passou por três angioplastias por cateter-balão nos últimos cinco anos. Isso custou-lhe muito dinheiro e preocupação. Ele também sente-se como se tivesse perdido o controle sobre sua vida. Existe alguma maneira de evitar isso?" Eu lhe disse que isso era possível, mas que iria exigir um tipo de compromisso diferente daqueles aos quais ele estava acostumado a firmar: um compromisso de longo prazo para curar seu corpo e seu espírito. Ele concordou em pelo menos considerar as opções que eu podia oferecer-lhe.

Depois disso fiz a Troy uma série de perguntas que, à primeira vista, pouco tinham a ver com a saúde de suas artérias coronárias: o que ele costumava comer no dia-a-dia, quanto bebia, se gostava de seu trabalho, o que fazia com seu tempo livre. Também conversamos sobre as conseqüências do ataque cardíaco sobre o modo como ele se sentia, tanto em termos físicos como emocionais. Conversamos durante quase uma hora e examinei-o cuidadosamente. Depois disso, comecei a comunicar-lhe minha opinião sobre a melhor maneira de ele curar o próprio coração. Com base naquilo que Troy havia-me dito, desenvolvi para ele um plano de tratamento que incluía uma dieta com baixo teor de gordura, um programa de exercícios físicos e algum tempo reservado todo dia para meditação e auto-afirmação.

Também o adverti de que aquilo que eu estava lhe propondo não era um tratamento rápido — e muitas vezes paliativo — como o de uma angioplastia de cateter-balão. Todavia, se ele conseguisse fazer modificações substanciais em sua dieta, aprendesse novas maneiras de lidar com o stress inerente ao seu trabalho e mantivesse um programa de exercícios regulares, os benefícios para seu ser como um todo — sua mente, espírito e corpo — seriam duradouros e não afetariam só as paredes das suas artérias, mas teriam um alcance bem mais amplo. Ademais, eu disse a ele que havia outros sistemas de cura, incluindo aqueles desenvolvidos na Índia e China, que ele poderia experimentar por si mesmo.

Com a ajuda de Clarissa, Troy começou a seguir uma dieta alimentar na qual apenas 15% das calorias ingeridas provinham da gordura (menos da metade da gordura ingerida em sua dieta anterior e na dieta que a maioria dos americanos adota). O plano de alimentação dava ênfase ao consumo de verduras, por

CONHEÇA AS ALTERNATIVAS   11

causa de seu teor de fibras e minerais. Ele também começou a tomar suplementos de vitamina C, magnésio, L-carnitina e ácidos graxos essenciais, bem como meio comprimido de aspirina todas as noites, para diminuir um pouco a viscosidade de seu sangue e facilitar seu fluxo através dos vasos.

Troy deu início a um suave programa de alongamento e de posturas de yoga para aumentar o fluxo de oxigênio para os seus tecidos. Depois de algum tempo, o cardiologista permitiu que Troy fizesse alguns exercícios aeróbicos. Troy optou por exercitar-se numa bicicleta ergométrica e usar um aparelho Stair-Master para exercitar-se com degraus; e antes que ele começasse, discutimos sua tendência negativa com relação a comportamentos orientados para metas. Também conversamos um pouco mais sobre o fato de que Troy tinha visto o seu ataque cardíaco como uma "fenda" em sua armadura viril e sobre o risco que ele estava correndo de querer transformar os seus exercícios e sua dieta alimentar em duas oportunidades extras para competir com os outros e consigo mesmo.

Em nossos encontros posteriores, ajudei Troy a ver a necessidade de abrir mão de parte de sua competitividade e estabelecemos "afirmações" — adágios e ditos — que ele poderia repetir para si mesmo, tais como: "Não tenho de provar o quanto sou forte" e "Sinto-me poderoso quando estou relaxado". Ele meditava vinte minutos por dia usando essas afirmações.

Seis meses depois do ataque cardíaco, Troy está se sentindo mais saudável, mais forte e mais otimista do que jamais se sentira em qualquer outra ocasião. Ele tem-se mantido razoavelmente fiel à sua dieta com baixo teor de gordura e rica em fibras, tem feito vinte minutos de meditação todos os dias e quarenta e cinco minutos de exercício dia sim, dia não, e começou a discutir com seus colegas de trabalho a necessidade de mudar o até então implacável ambiente da sala da defensoria pública. Troy também desenvolveu um interesse por filosofia oriental e, particularmente, por Medicina Chinesa. Estamos agora experimentando a acupuntura como uma outra opção de tratamento.

Prescrição natural: Dieta alimentar com baixo teor de gordura, exercícios aeróbicos, meditação e auto-afirmação.

Doença Cardíaca e Medicina Natural

As doenças cardíacas e problemas afins, como hipertensão arterial e níveis elevados de colesterol no sangue, acometem mais americanos do que qualquer outra doença. Nas últimas décadas, foram gastos milhões de dólares no desenvolvimento de novos métodos de diagnóstico, medicamentos e técnicas cirúrgicas. Embora esta nova tecnologia tenha diminuído pela metade o número de pessoas que morrem de ataques cardíacos e de acidentes vasculares cerebrais, ela pouco fez quer para prevenir a ocorrência da doença pela primeira vez, quer para ajudar as pessoas a recuperar plenamente a saúde.

Esta situação tem levado mais e mais pessoas como Troy a procurar tratamentos que sejam mais baratos, menos dolorosos e mais duradouros. Tudo isso está criando um movimento que procura distanciar-se da tecnologia e buscar uma compreensão mais plena acerca de como manter o equilíbrio do corpo e do espírito. Este novo movimento, que é a verdadeira essência da saúde, está ganhando terreno mesmo entre as mais tradicionais instituições médicas dos Estados Unidos.

Já que você está lendo este livro, é provável que você também tenha a esperança de encontrar uma maneira de curar o seu coração e de ajudá-lo a evitar dispendiosos procedimentos hospitalares e contas de farmácia. Pode ser também que você esteja buscando uma maneira de lidar com algumas das razões subjacentes pelas quais o seu corpo não está mais sadio. Felizmente você dispõe de muitas soluções que irão ajudá-lo a atingir todas estas metas. Em nome da simplicidade, agrupamos estas opções sob os termos gerais de medicina natural, holística ou alternativa.

Mais adiante, neste capítulo, você aprenderá mais coisas acerca das diferentes filosofias de saúde e das técnicas terapêuticas alternativas que você talvez queira usar para ajudá-lo a tratar sua doença do coração. Antes disso, todavia, vamos explicar em linhas gerais o que é a medicina natural.

Por que Medicina Natural

Não há dúvida de que a maioria dos americanos tem sido levada a acreditar que a maioria das coisas pode ser remediada, e isso rapidamente. Os programas de televisão "nos provam" isto a cada dia: todos os problemas são resolvidos em meia hora ou uma hora; somente as questões mais complexas requerem um filme de duas horas ou uma minissérie mais prolongada para serem resolvidas. Em nosso mundo médico, existe a mesma atitude mental: se as suas artérias estão entupidas, abra caminho com um cateter-balão ou redirecione o fluxo sangüíneo com uma ponte de safena. Tome medicamentos para baixar os níveis de colesterol e/ou a pressão sangüínea. E, se ocorrer o pior, você sempre pode trocar o seu coração danificado por outro novo em folha.

Se medicamentos e cirurgia funcionam tão bem para mantê-lo em boas condições de saúde, por que você deveria se preocupar com as causas subjacentes de seus problemas de saúde ou reservar algum tempo para ajudar o seu corpo a se curar? Obviamente, a verdade é que o corpo não é simplesmente uma máquina feita de partes intercambiáveis e que a verdadeira saúde não é definida simplesmente como "boas condições de funcionamento". Em vez disso, cada corpo humano é uma entidade singular compreendendo não apenas órgãos e tecidos, mas espírito, intelecto e emoções. A saúde existe quando todos esses componentes operam de forma mutuamente equilibrada e em coordenação com os ritmos e ciclos naturais do corpo.

Para se conquistar a saúde, tal como aqui foi definida, é preciso tempo e compromisso, especialmente nesta nossa sociedade em que os próprios hábitos da vida quotidiana freqüentemente conspiram para debilitar o nosso bem-estar físico e espiritual. Trazer o corpo para um estado de harmonia significa proporcionar-lhe o tipo correto de combustível, mediante uma alimentação adequada, massagear os órgãos e tecidos através da prática regular de exercícios e permitir que o seu ambiente interior descanse e regenere-se em paz, através da meditação e de outras técnicas de relaxamento. Quando o corpo entra em um estado de desequilíbrio, a medicina natural oferece-lhe o seu próprio conjunto de agentes terapêuticos, tais como ervas e óleos essenciais, que vêm diretamente da natureza e, portanto, destinam-se a ajudar o corpo a se curar e não a assumir o controle sobre as suas funções.

Não há dúvida de que existem ocasiões em que a tecnologia médica e a farmacologia modernas podem parecer miraculosas. Antibióticos combatem as infecções que, de outra forma, iriam disseminar-se pelo corpo com tanta rapidez que a medicina natural não conseguiria detê-las. A remoção cirúrgica de tecido canceroso pode ser necessária para impedir que as células anormais invadam os órgãos vitais. Para muitas pessoas com doenças cardiovasculares em estado avançado de desenvolvimento, a cirurgia para desobstruir as artérias coronárias ou o uso de medicamentos para reduzir a pressão sangüínea são as únicas maneiras de prevenir um ataque cardíaco ou um acidente vascular cerebral de conseqüências fatais, pelo menos a curto prazo.

Todavia, as pesquisas atuais estão mostrando que a redução de fatores de risco para doenças do coração e acidentes vasculares cerebrais é a melhor maneira de assegurar um pleno retorno da saúde cardiovascular. Um número crescente de pessoas está-se voltando para um ou mais métodos naturais — desde mudança de dieta alimentar e uso de vitaminas até sistemas mais abrangentes, como a Medicina Ayurvédica e a quiroprática — para orientá-las através do processo de recuperação da própria saúde.

Eis aqui as maneiras pelas quais a medicina holística ou natural distingue-se da medicina ocidental ortodoxa:

Mais segura que a farmacologia e a cirurgia. A medicina alternativa atua ajudando o corpo a se curar; em essência, ela recorre à sabedoria inata do corpo para que esta o ajude a recuperar o equilíbrio. Os medicamentos, por outro lado, atuam assumindo o controle das funções corporais; o corpo, por conseguinte, nunca se cura por completo, sendo simplesmente compelido a funcionar com a ajuda externa. Além do mais, os medicamentos muitas vezes produzem efeitos colaterais que podem ser evitados com o uso de ervas, óleos e outros remédios naturais. A cirurgia, desnecessário dizer, é invasiva, geralmente dolorosa e, por natureza, muitas vezes desfigurante.

Concentra-se no indivíduo e não na doença. Aqueles que praticam a medicina natural reconhecem que toda pessoa com doença cardiovascular desenvolveu esse problema devido a um conjunto de circunstâncias inteiramente peculiar a esse indivíduo. Como não existe nenhuma causa para a doença do coração, nenhum tipo de tratamento irá curá-la. Mesmo na medicina ortodoxa, é raro que uma solução simples — um medicamento ou um procedimento cirúrgico — vá curar de uma vez por todas alguém que tenha uma doença cardiovascular. O alívio natural das doenças do coração, portanto, envolve não uma simples prescrição ou intervenção cirúrgica, mas um plano abrangente que leve em consideração os atributos emocionais, espirituais e físicos de cada paciente.

Abrange o corpo todo. O coração e os vasos sangüíneos não trabalham de forma isolada em relação ao restante do corpo e não deixam de ser afetados por emoções, pensamentos e estressores externos. A medicina ocidental, todavia, tende a ver os órgãos do corpo como entidades distintas e a considerar as doenças como condições específicas que, em geral, afetam apenas um ou dois órgãos por vez. A maioria dos sistemas de medicina alternativa, por outro lado, vê o corpo todo como uma entidade singular e unificada. Enquanto um cardiologista concentra-se em remover das artérias coronárias as perniciosas placas ou em substituir as válvulas defeituosas, um acupunturista pode localizar a fonte do problema bem longe do coração, talvez no fígado ou no baço.

Leva em conta o componente emocional da saúde. Embora esteja claro que os estressores externos e as perturbações emocionais têm um impacto direto sobre a capacidade de o corpo funcionar de forma saudável e equilibrada, a medicina ocidental tem tido dificuldade para aceitar essa premissa ou encontrar uma maneira de usá-la para prevenir ou tratar as doenças. A medicina natural não apenas reconhece o papel integral que as nossas emoções desempenham na manutenção do equilíbrio que conhecemos como saúde, mas está habilitada para usar as emoções como *parte* de um plano abrangente de tratamento virtualmente para todas as doenças, incluindo as doenças do coração e condições afins.

É preventiva e também terapêutica. A meta da medicina natural é fazer o corpo retornar ao seu estado natural de equilíbrio. Muitas das abordagens da medicina natural visam a "desarmonia" — um estado no qual os nossos sistemas não estão funcionando de maneira eficaz. Muitas vezes o desequilíbrio ainda não é suficientemente grande para manifestar-se na forma de doença. Assim, as abordagens naturais são verdadeiramente preventivas, já que podem restaurar o equilíbrio *antes* que os sintomas apareçam. Ademais, como todos os sintomas provêm das mesmas desarmonias, você poderá descobrir que outros problemas, como dores de cabeça ou sintomas de menopausa, desaparecem quando você é tratado pela medicina natural com o propósito de prevenir doenças cardiovasculares.

Ajuda você a encontrar o ritmo natural de saúde. O seu corpo é um miraculoso sistema de ações e reações bioquímicas que lhe permitem não apenas respirar, digerir os alimentos, curar cortes e feridas como também reparar os órgãos após as doenças, sonhar e ter esperança. Através da utilização das abordagens naturais para restaurar e manter a saúde, você estará deixando que o seu corpo trabalhe como a natureza pretendeu que ele fizesse e sem a necessidade de agentes farmacológicos sintéticos que possam vir a produzir muitos efeitos colaterais.

Por essas razões, você talvez resolva juntar-se a Troy e a milhões de outros americanos que estão usando um ou mais remédios naturais para ajudar o coração e os vasos sangüíneos a recuperar a saúde perfeita. Este livro pretende ajudá-lo a escolher entre as muitas abordagens alternativas disponíveis e avaliar aquelas que possam dar mais resultado no seu caso em particular.

Nove Abordagens Naturais

Se você for como a maioria dos americanos que recebeu um diagnóstico de doença do coração, você provavelmente está tomando um ou mais medicamentos. (Veja a Lista em Ordem Alfabética de Grupos de Medicamentos para Doenças Cardiovasculares, páginas 203 a 208, para obter mais informações sobre os medicamentos convencionais, usados no tratamento de doenças do coração, hipertensão arterial e níveis sangüíneos elevados de colesterol.) Antes de continuarmos com nossa discussão sobre os remédios naturais para as doenças do coração, é importante salientar que você *nunca deve parar de tomar medicamentos sem antes discutir o assunto com o seu médico*.

Se você atualmente estiver sob os cuidados tanto de um cardiologista ou de um especialista em medicina interna como de um praticante da medicina holística, certifique-se antes de parar de tomar os seus remédios de que ambos concordem com o fato de que você não precisa mais de medicação. Embora você talvez esteja ansioso para deixar para trás as despesas e os efeitos colaterais causados por muitos produtos farmacêuticos, você deveria estar consciente de que a medicina natural trabalha de forma muito mais lenta e sutil do que os medicamentos produzidos pelo homem. Dependendo da gravidade de sua doença cardíaca, portanto, você talvez precise continuar tomando os seus medicamentos por um período de várias semanas ou meses até que a terapia alternativa que você escolheu tenha tido tempo para efetuar as mudanças necessárias para fazer com que o seu corpo retorne a seu estado natural de equilíbrio.

Neste livro falaremos sobre nove diferentes tipos de terapia alternativa que são apropriados para o tratamento de doenças cardiovasculares. As terapias estão todas inter-relacionadas, de diversas maneiras, tendo em comum os aspectos de equilíbrio e de autocura, discutidos acima, e, muitas vezes, usando os mesmos agentes terapêuticos. Todavia algumas são mais eficazes do que outras no tratamento de doenças do coração e, por isso, serão tratadas com maior profundidade.

Nosso primeiro conjunto de terapias inclui alimentação e nutrição, exercício e técnicas de relaxamento. Uma alimentação com elevado teor de gordura, um modo de vida sedentário e o *stress* são os fatores de risco mais importantes para o desenvolvimento de doença do coração. Nós lhe mostraremos como comer, movimentar-se e relaxar, de forma que o seu corpo possa se recuperar naturalmente.

CONHEÇA AS ALTERNATIVAS 17

Além disso, você vai aprender a respeito de seis outras técnicas que talvez descubra serem úteis na sua busca por tratamentos seguros e confortáveis. Cada uma delas deriva de um sistema de pensamento muito diferente e complicado e requer muito mais informações do que você poderá obter neste livro. Entretanto, nós lhe daremos as informações básicas e, no Capítulo 3, ajudá-lo-emos a decidir qual alternativa — ou combinação de alternativas — é melhor para você.

Por enquanto, eis aqui uma breve visão geral das terapias para as doenças cardiovasculares discutidas neste livro:

PRIMEIRO CONJUNTO DE ALTERNATIVAS

Alimentação e terapia à base de vitaminas. Se a frase "Você é o que come" é um clichê, trata-se de um clichê que tem um significado especial nos dias de hoje. Os médicos ortodoxos, que apenas recentemente admitiram a importância da dieta para a saúde perfeita, estão começando a compreender o quanto uma dieta adequada é importante para a saúde geral do corpo. A saúde do seu coração e dos seus vasos sangüíneos é influenciada pelos alimentos que você come. Na verdade, uma alimentação adequada é o esteio de qualquer terapia para doença cardiovascular, seja ela ortodoxa ou alternativa. O Capítulo 4 vai tratar dos elementos essenciais de uma alimentação com baixo teor de gordura e rica em fibras, bem como explicar as novas pesquisas que confirmam aquilo que muitos praticantes de medicina alternativa sabem há anos: determinadas vitaminas e minerais, conhecidas como antioxidantes, protegem o corpo contra a doença.

Exercício. Em 1992 a American Heart Association acrescentou um estilo de vida sedentário à sua relação dos dez principais fatores de risco para o desenvolvimento de doença do coração. Finalmente, a medicina ortodoxa reconheceu formalmente aquilo que sempre foi um componente integral da medicina alternativa: a prática regular de exercícios ajuda o corpo a manter o equilíbrio interno que conhecemos como saúde. O exercício ajuda os intestinos a digerir o alimento de forma mais eficiente, ajuda os músculos a permanecer fortes e ágeis e o cérebro a se manter alerta e estimulado.

Nenhum sistema do corpo parece se beneficiar mais com o exercício do que o sistema cardiovascular. Todas as formas de atividade física, desde a mais passiva e relaxante até a mais vigorosa, ajudam a prevenir e a reduzir as doenças cardíacas coronarianas e a hipertensão arterial. No Capítulo

18 MEDICINA NATURAL PARA DOENÇAS DO CORAÇÃO

6 você vai aprender de que modo os exercícios são benéficos para o sistema cardiovascular, tanto da perspectiva ortodoxa como do ponto de vista da medicina alternativa. Você também vai encontrar algumas sugestões para ajudá-lo a incorporar a atividade física regular à sua vida quotidiana.

Relaxamento e meditação. O coração e os vasos sangüíneos reagem ao *stress* de tantas maneiras que, a longo prazo, podem produzir uma doença. Todas as formas de medicina alternativa reconhecem a importância de se reduzir a influência do *stress* sobre o corpo e o espírito. Além do mais, conforme mostraram os estudos realizados por Dean Ornish, cardiologista e autor do *Dr. Dean Ornish's Guide to Reversing Heart Disease*, o entendimento e a aceitação dos seus sentimentos e emoções acerca de sua doença cardíaca e de suas causas subjacentes são importantes passos na trilha que conduz à recuperação. O Capítulo 7 o guiará ao longo de diversos exercícios de relaxamento, de meditação e de auto-afirmação.

SEGUNDO CONJUNTO DE ALTERNATIVAS

Acupuntura. Derivada de um sistema secular da Medicina Chinesa tradicional, a acupuntura vê a saúde não apenas como ausência de doença, mas como a capacidade de manter um ambiente interno equilibrado e harmonioso. Ela se baseia na concepção de que a humanidade é parte de uma criação mais ampla — o próprio universo — e, portanto, sujeita às mesmas leis que regem as estrelas, a terra e o mar.

A harmonia e a saúde, no âmbito do corpo e do universo, dependem de um cuidadoso equilíbrio de duas forças naturais opostas, chamadas de *yin* e *yang*. Além disso, uma energia chamada *qi* permeia todo o universo e é a fonte de vida e força para toda a matéria viva. Na Medicina Chinesa todos os tratamentos destinam-se a equilibrar o *qi*, para trazer harmonia entre o *yin* e o *yang*. Um método primário de liberar o *qi* bloqueado é a acupuntura: o uso de agulhas para direcionar o *qi* para órgãos ou funções do corpo ou para dispersar o *qi* onde sua presença seja excessiva. Conforme discutiremos no Capítulo 9, os acupunturistas também usam massagens, a fitoterapia de ervas e um exercício conhecido como *qi-gong*.

Aromaterapia. Os óleos essenciais perfumados têm sido usados há séculos como um componente do tratamento médico. Derivadas de plantas, cada fragrância tem um odor característico que estimula uma série de respostas emocionais e psicológicas, as quais, por sua vez, produzem certas reações físicas que podem contribuir para a cura do corpo.

Os aromaterapeutas afirmam que cada planta tem seu próprio conjunto de características específicas, dependendo do lugar e das condições em que ela cresceu. Os pinheiros, por exemplo, podem crescer e florescer mesmo nos invernos mais frios e nos verões mais quentes e, por isso, representam a estabilidade e a resistência. Esses profissionais acreditam que a essência do pinheiro propiciará um estado de humor ou reação similar na pessoa que a ela estiver exposta. O Capítulo 8 apresenta os óleos que os aromaterapeutas usam para tratar doenças cardíacas, tais como a arnica — que estimula a circulação — e a lavanda — que promove um estado de relaxamento.

Ayurveda. Desenvolvida na Índia por volta do século V a.C., a Ayurveda, assim como a Medicina Chinesa, considera a saúde da pessoa dentro de um contexto cósmico. No interior do corpo humano existe uma força universal como uma energia ou força vital chamada prana. O prana proporciona a todo ser humano a vitalidade e a resistência necessárias para ele viver em harmonia com o universo, bem como confere ao corpo o poder de curar a si mesmo. Através do exame da língua, dos pulsos, das feições faciais e do histórico do paciente, o praticante da Ayurveda procura por desequilíbrios que farão com que impurezas bloqueiem o sistema circulatório, produzindo doenças do coração. O tratamento pode incluir uma dieta especial, yoga, ervas e exercícios de respiração e de meditação.

Quiroprática. Segundo a teoria que está por trás da terapia quiroprática, a coluna vertebral é a fonte da qual deriva a "inteligência inata" do corpo. Se as vértebras da coluna não estão adequadamente alinhadas, os impulsos nervosos originários da coluna não podem fluir livremente para distribuir a inteligência inata para outras partes do corpo. Isso dá origem à doença ou à má saúde. Os quiropráticos que trabalham com pessoas que têm doenças do coração concentram-se em liberar os nervos da coluna que afetam o coração. Conforme você descobrirá no Capítulo 11, além de massagearem e manipularem a coluna, muitos quiropráticos também oferecem conselhos sobre alimentação e recomendam exercícios para estimular o fluxo de sangue para o coração e para a coluna vertebral.

Fitoterapia. Em essência, a fitoterapia fundamenta-se em uma abordagem holística da saúde. Ela usa substâncias vegetais para estimular o corpo a retornar ao estado de equilíbrio interno que chamamos de saúde, e para facilitar a cura natural. Embora as ervas sejam medicamentos, elas são muito mais seguras do que os medicamentos químicos porque são menos potentes, mais facilmente reconhecidas pelo corpo como substâncias naturais e, em geral, usadas em combinações que minimizam os efeitos colaterais.

Assim como a maioria dos outros sistemas terapêuticos naturais, a fitoterapia é altamente individualizada. As prescrições de ervas não se baseiam necessariamente em um diagnóstico de uma doença específica, mas sim nas necessidades de cada pessoa, definidas a partir de seus sintomas. Em outras palavras, um fitoterapeuta tratará a sua hipertensão arterial ou aterosclerose de uma forma inteiramente diversa daquela utilizada em uma outra pessoa com o mesmo diagnóstico médico, mas com uma diferente fisiologia e constituição emocional.

Através de um questionário cuidadoso, o fitoterapeuta descobre as causas da doença e prescreve tratamentos adaptados às necessidades de cada indivíduo. Além de preparar os tratamentos à base de ervas, o fitoterapeuta ajuda as pessoas a reconhecer e aceitar a responsabilidade que têm por sua própria saúde e bem-estar. Também são oferecidas recomendações acerca de nutrição, de exercícios e de outros estilos de vida que afetam a capacidade do corpo de permanecer em equilíbrio. O terapeuta não se propõe simplesmente a proporcionar alívio mas a criar benefícios duradouros ao fazer com que o corpo recupere o seu estado natural de saúde. O modo como a fitoterapia é usada no tratamento de doenças do coração é discutido no Capítulo 12.

Homeopatia. A homeopatia é um outro sistema de medicina que usa o poder de cura do próprio corpo para combater doenças e manter a saúde. Desenvolvida no início do século XIX, pelo médico alemão Samuel Hahnemann, a homeopatia baseia-se no princípio de que "semelhante cura semelhante". Esta teoria postula que os medicamentos deveriam ser ministrados com a intenção de somar os sintomas da doença, como faz a medicina ortodoxa. Em vez disso, a homeopatia usa substâncias extremamente diluídas (chamadas remédios), que em doses maiores causariam sintomas, mas que, diluídas, estimulam no corpo uma reação que o levará de volta ao estado de equilíbrio.

Tal como os sistemas acima, a homeopatia não se interessa apenas pela doença cardíaca, mas procura exaustivamente por todos os seus sintomas. Com o propósito de selecionar o remédio ideal, o homeopata quer até mesmo saber detalhes como o horário em que os sintomas pioram ou de que lado o paciente gosta de dormir.

Agora que você teve uma visão geral da medicina natural, chegou o momento de aprender algumas coisas sobre a própria doença cardíaca. O Capítulo 2 vai proporcionar-lhe algumas informações gerais. Em seguida, o Capítulo 3 vai ajudá-lo a responder outras perguntas que você possa ter quanto à escolha de uma terapia alternativa para tratar o seu problema em particular.

"O coração esclarecido
é o seu próprio paraíso;
o coração ignorante é
o seu próprio inferno."

**Doolittle,
Vocabulário Chinês
1872**

Entenda o seu Sistema Cardiovascular 2

*N*enhum órgão do corpo carrega tanto peso emocional e psicológico quanto o coração humano. Pensamos nele não apenas como uma bomba que faz o sangue circular pelo corpo, mas como um reservatório de emoção, de moralidade e de pensamento. Em todas as sociedades do mundo, desde os *ashrams*, da Índia, até as salas de cirurgia dos modernos hospitais americanos, o coração encerra um profundo significado cultural e filosófico. De fato, apenas o mais frio e metódico cardiologista vê esse órgão como um mero dispositivo mecânico.

Hoje em dia, nos Estados Unidos e em boa parte do mundo industrializado, o coração está passando por dificuldades. Na verdade, todo o sistema circulatório recebe a influência prejudicial do nosso moderno estilo de vida americano. Os alimentos que comemos, os exercícios que deixamos de fazer e o *stress* que sentimos estão debilitando a capacidade do coração de transportar oxigênio e nutrientes através da corrente sangüínea.

Segundo as últimas estatísticas divulgadas pelo National High Blood Pressure Education Program, em outubro de 1994, cerca de cinqüenta milhões de americanos têm hipertensão arterial e cerca de 35 milhões têm algum grau de doença cardíaca. Todos os anos essas condições resultam em aproximadamente 1,5 milhão de ataques cardíacos e quinhentos mil acidentes vasculares cerebrais. Mais de oitocentos mil desses ataques cardíacos e acidentes vasculares cerebrais são fatais. Além de custar quase um milhão de vidas por ano, as doenças cardiovasculares cobram também um enorme tributo financeiro: The American Heart Association estima que os americanos gastem aproximadamente 120 bilhões de dólares por ano no tratamento de doenças cardiovasculares.

O enorme fardo que as doenças cardiovasculares impõem sobre o nosso sistema de saúde deve-se, em grande parte, aos tremendos avanços tecnológicos que têm sido feitos pela medicina moderna. Os equipamentos de diagnóstico são mais sofisticados, as técnicas cirúrgicas são mais avançadas e a farmacoterapia, consideravelmente mais ampla. E, é preciso ser dito, nem todo o dinheiro gasto nestes avanços foi desperdiçado: não há dúvida de que a medicina moderna tem ajudado a salvar vidas que poderiam ter sido perdidas devido a ataques cardíacos, a acidentes vasculares cerebrais ou a outras complicações decorrentes de doenças cardiovasculares.

Felizmente, porém, as limitações da tecnologia estão sendo reconhecidas tanto pelos médicos ortodoxos como pelos cidadãos médios americanos. De forma lenta, porém segura, estamos começando a ver que a manutenção da saúde e a prevenção das doenças deveriam ser as nossas verdadeiras metas e que a tecnologia não pode fazer isso por nós. O número cada vez maior de doenças cardiovasculares somente será revertido se assumirmos o controle do nosso próprio corpo e espírito.

A boa notícia é que esta mensagem já chegou a muitas pessoas: os médicos estimam que, nos últimos vinte anos, o número de americanos que desenvolveram hipertensão arterial foi reduzido em dez milhões e que foram evitados cerca de duzentos mil acidentes vasculares cerebrais e um número ainda maior de ataques cardíacos. A maior parte deste declínio nas doenças cardiovasculares talvez deva-se à farmacoterapia e à cirurgia, mas um bom número deve-se a uma mudança fundamental em nosso estilo de vida. Diminuiu o número de americanos que fumam cigarros ou consomem quantidades tóxicas de gordura, e é cada vez maior o número de pessoas que percebem os benefícios do exercício físico e da paz de espírito.

É provável que você ou alguma pessoa próxima tenha alguma doença do coração, hipertensão arterial ou alguma outra forma de doença cardiovascular. Você está buscando maneiras mais naturais e fundamentais de restaurar a saúde e de impedir que ela seja ainda mais prejudicada. Antes de discutirmos os vários tratamentos alternativos disponíveis, é importante que você aprenda algo sobre o sistema cardiovascular — como ele funciona e o que pode dar errado.

O seu sistema cardiovascular em funcionamento

O sistema cardiovascular é constituído por uma vasta rede de vasos sangüíneos e tem como elemento principal uma bomba muscular oca, o coração. O coração e os vasos sangüíneos trabalham juntos para levar oxigênio e nutrientes para os órgãos do corpo e para remover das células dos tecidos os produtos de excreção.

FATOS SOBRE O CORAÇÃO

O MÚSCULO QUE MAIS TRABALHA

- Cada batimento do coração transporta oxigênio e nutrientes para nutrir trezentos trilhões de células.

- Em um ano o coração humano bate três milhões de vezes.

- Durante o exercício físico ou em situações de *stress*, o coração pode bombear um volume de sangue dez vezes maior do que quando está em repouso.

- O coração bate aproximadamente uma vez por segundo e bombeia cerca de 4,75 litros de sangue por minuto através do sistema circulatório.

- As paredes dos capilares têm uma área total de aproximadamente cinco mil a seis mil metros quadrados, mais ou menos a área de 1,5 campos de futebol americano.

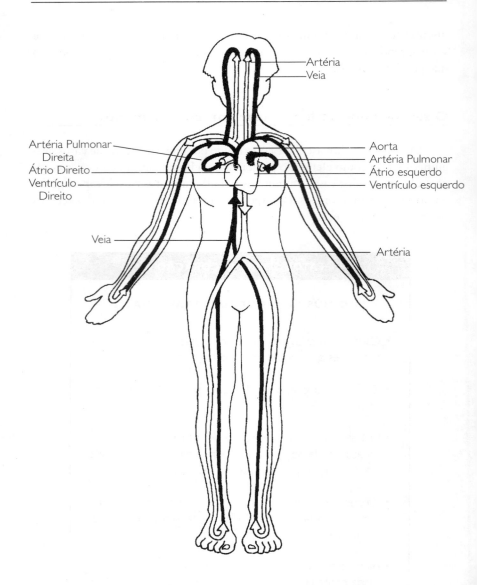

O sistema vascular envia sangue para o corpo em um circuito contínuo,
sendo que as artérias levam oxigênio e nutrientes do coração para os órgãos
e tecidos do corpo e as veias trazem o sangue desoxigenado de volta para o coração
e levam os produtos de excreção para o fígado e para os rins, onde são eliminados.
No centro deste ciclo está o coração, o órgão do corpo que mais trabalha.

ENTENDA O SEU SISTEMA CARDIOVASCULAR

O coração primeiramente envia sangue para os pulmões, para captar oxigênio. Ele, então, bombeia o sangue oxigenado para o restante do corpo e de volta a si mesmo, através de um sistema de tubos conhecido como sistema vascular. Se fossem estendidos por completo, os vasos sangüíneos do seu sistema vascular mediriam cerca de noventa e seis mil quilômetros; o sangue, todavia, leva apenas um minuto para dar uma volta completa pelo sistema cardiovascular.

Dizer que o corpo humano trabalha como uma eficiente máquina é subestimar significativamente a importância dele. Usando uma rede de comunicações interna altamente complexa que faria inveja à AT&T, os nossos vários sistemas de órgãos trabalham na perfeita harmonia que conhecemos como saúde. O mais espantoso talvez seja o fato de que a maioria destas funções é realizada silenciosamente, de forma inconsciente. Em geral não tomamos conhecimento das nossas funções internas: lemos, jogamos tênis, digerimos alimentos e fazemos amor inteiramente inconscientes dos diversos hormônios, enzimas, músculos e nervos necessários para manter as funções do nosso organismo. O nosso coração bate, de forma regular e quase silenciosa, enviando, através de uma série de vasos sangüíneos, os nutrientes de que o nosso corpo necessita para realizar os seus milagres quotidianos.

Quando tudo vai bem, o coração e os vasos sangüíneos trabalham em admirável coordenação para proporcionar ao nosso corpo todos os nutrientes de que necessitamos para sobreviver e prosperar. Todavia, existem diversas doenças comuns que podem afetar o sistema cardiovascular e, assim, a saúde de todo o corpo. Essas doenças — que incluem hipertensão arterial (pressão sangüínea elevada), aterosclerose (freqüentemente causada por um excesso de colesterol) e doenças do coração — serão descritas com maiores detalhes mais adiante neste capítulo. Por enquanto é importante para você determinar se você ou alguma pessoa próxima está correndo o risco de desenvolver uma doença que prejudicará a saúde do coração e dos vasos sangüíneos.

Determine o seu risco

Você está correndo o risco de desenvolver alguma doença do coração? Se está correndo esse risco, existe algo que você possa fazer para prevenilo? Se você já tem uma doença cardíaca, hipertensão arterial ou níveis elevados de colesterol, existe algo que você possa fazer para impedir que esses problemas venham a causar um ataque cardíaco ou um acidente vascular cerebral? A boa notícia é que, na maior parte dos casos, *as doenças cardiovasculares podem ser prevenidas* — se você conhecer os seus fatores de risco e o modo como eles podem se aplicar ao seu caso.

FATORES DE RISCO PARA DOENÇAS CARDIOVASCULARES

Fatores de risco são comportamentos ou condições
que contribuem para a doença.
Quais deles aplicam-se a você?

Incontroláveis	**Controláveis**
Hereditariedade	Hábito de fumar
Idade	Obesidade
Raça	Falta de exercício
Sexo	*Stress*
	Dieta (excesso de sal, alto teor de colesterol)

Fatores de risco são aquelas condições e/ou hábitos associados ao aumento da probabilidade do desenvolvimento de uma doença. O tabagismo, por exemplo, é um fator de risco para o desenvolvimento de uma doença do coração e câncer de pulmão porque as substâncias químicas da fumaça do cigarro prejudicam as artérias e o tecido pulmonar. A própria hipertensão arterial é um fator de risco para outras doenças cardiovasculares, incluindo os acidentes vasculares cerebrais e a doença cardíaca coronariana.

A probabilidade de você, como indivíduo, desenvolver uma determinada doença é influenciada por fatores de risco que podem ser tanto controláveis quanto incontroláveis. Se alguém com anemia falciforme, por exemplo, herdou a doença dos pais, o fator genético que causou a doença é incontrolável.

Outros fatores de risco, todavia, são controláveis. Se parar de fumar, por exemplo, você terá eliminado esse fator de risco para doenças do coração (bem como para uma série de outras condições letais, incluindo câncer do pulmão e hipertensão arterial). O seguinte questionário pode ajudá-lo a avaliar o seu risco.

O Seu Auto-exame Cardiovascular

Qual a sua idade?
Menos de 40 (marque 1 ponto)
40-55 (marque 2 pontos)
Mais de 60 (marque 3 pontos) _____

Algum de seus parentes próximos — mãe, pai, irmã, irmão, tia, tio — teve um acidente vascular cerebral ou um ataque cardíaco?
Nenhum (1 ponto)
Sim, um parente (2 pontos)
Sim, mais de um parente (3 pontos) _____

Com que freqüência você consome carne e/ou queijo?
Duas vezes por semana ou menos (1 ponto)
Três vezes por semana (2 pontos)
Mais de três vezes por semana (3 pontos) _____

Com que freqüência você come frituras?
Duas vezes por semana ou menos (1 ponto)
Três vezes por semana (2 pontos)
Mais de três vezes por semana (3 pontos) _____

Com que freqüência você consome frutas e vegetais frescos?
Três vezes por dia (1 ponto)
Uma vez por dia (2 pontos)
Menos de cinco vezes por semana (3 pontos)

_____

Você fuma?
Nunca fumei/deixei de fumar há cinco anos ou mais (1 ponto)
Deixei de fumar há menos de cinco anos (2 pontos)

Fumo dez ou mais cigarros por dia (3 pontos)
_____

Você faz exercícios físicos regularmente?
Faço exercícios físicos vigorosos (correr, andar de bicicleta, nadar, etc.) pelo menos três vezes por semana (1 ponto)
Faço exercícios uma ou duas vezes por semana (2 pontos)
Levo uma vida sedentária (3 pontos) _____

Você está com excesso de peso?
Tenho um peso normal ou um excesso que não passa de 5 quilos (1 ponto)
Tenho entre cinco e dez quilos de excesso de peso (2 pontos)
Tenho mais de dez quilos de excesso de peso (3 pontos) _____

Você tem uma história de diabetes?
Não (1 ponto)
Sim (3 pontos) _____

Você costuma acrescentar sal aos alimentos quando está cozinhando?
Não (1 ponto)
Sim (3 pontos) _____

Com que freqüência você come alimentos industrializados ou alimentos de um restaurante de *fast food*?
Menos de três vezes por semana (1 ponto)
Três vezes por semana (2 pontos)
Todos os dias (3 pontos) _____

Com que freqüência você ingere bebidas alcoólicas?
Um ou dois drinques por dia (1 ponto)
Nunca (2 pontos)
Mais de dois drinques por dia (3 pontos) _____

Como você reage ao *stress*?
Sinto-me entusiasmado quando estou diante de um desafio profissional ou pessoal (1 ponto)
Sinto que a vida é uma luta constante e, às vezes, fico frustrado e irritado (2 pontos)
Sinto-me enredado em uma luta dura, triste e interminável contra circunstâncias insuperáveis (3 pontos) _____

Com que freqüência você pratica meditação ou algum outro método de relaxamento?
Duas ou mais vezes por semana (1 ponto)
Uma vez por semana (2 pontos)
Nunca (3 pontos) _____

Seu total _____

Calcule e Avalie a Sua Pontuação

28-42: Alerta vermelho para o coração. A sua pontuação indica que você corre um risco muito elevado de vir a ter uma doença do coração e hipertensão arterial. Se você ainda não sabe qual é o seu estado cardiovascular atualmente, procure um médico imediatamente para fazer uma avaliação.

14-27: Cuidado. Se você não tomar cuidado, os alimentos que você come e a vida que você leva poderão acabar fazendo com que a sua pressão arterial torne-se elevada e que as suas artérias desenvolvam aterosclerose.

13 ou menos: Fique alerta. Até aqui você conseguiu evitar muitos dos perigos comuns existentes na trilha que conduz à saúde cardiovascular, porém é importante não desviar de sua rota.

MEDICINA NATURAL PARA DOENÇAS DO CORAÇÃO

Tenha em mente que os fatores de risco para doença cardiovascular são cumulativos — quanto maior o número de fatores que se aplicarem ao seu caso, maior a probabilidade de que seu coração e vasos sangüíneos sejam lesados. Em outras palavras, alguém que fuma, tem diabetes e é obeso tem uma probabilidade muito maior de desenvolver uma doença do coração do que uma pessoa não-fumante e não-diabética que precisa perder peso. Este teste não pretende causar-lhe apreensões desnecessárias. Só porque você tem um risco moderado ou mesmo elevado de vir a ter uma doença cardiovascular, isto não significa necessariamente que você terá a doença. Isto simplesmente indica que você *tem mais probabilidade* de desenvolver hipertensão arterial e/ou uma doença cardíaca do que alguém com um baixo risco. Este livro vai lhe mostrar maneiras de reduzir os seus riscos e de ajudá-lo a manter a saúde do seu sistema cardiovascular em perfeitas condições.

O que pode dar errado

Quando nos concentramos numa doença específica, muitas vezes tendemos a ignorar este aspecto extremamente importante da fisiologia humana: nenhum sistema do corpo está separado dos demais. Para compreender a doença cardiovascular, por exemplo, precisamos ir muito além dos vasos e do coração e investigar os rins, as glândulas e o sistema nervoso.

Além disso, conforme veremos com mais detalhes ao longo deste livro, considerar o corpo humano sem levar em conta os aspectos emocionais e intelectuais é uma atitude tão míope quanto considerar o coração, sem levar em conta as artérias ou os rins. Contudo, é importante compreender, a partir de uma perspectiva puramente fisiológica, as diversas formas de doença cardiovascular e o modo como elas podem afetar a sua saúde como um todo.

ATEROSCLEROSE: VASOS OBSTRUÍDOS

A grande maioria das doenças do músculo cardíaco (miocárdio) é causada pela aterosclerose ou pelo endurecimento das artérias. Este é o nome dado ao acúmulo de placa — constituída de substâncias gordurosas e de coágulos sangüíneos — nas paredes internas das artérias. Este acúmulo é um processo gradativo, podendo decorrer várias décadas antes que apareça algum sintoma de lesão cardiovascular (conhecida como doença cardiovascular aterosclerótica).

FATOS RELACIONADOS AO CORAÇÃO

DOENÇAS CARDÍACAS — UM PROBLEMA QUE NÃO AFETA APENAS OS HOMENS

- Os ataques cardíacos são a maior causa de morte entre as mulheres, ceifando um número de vidas seis vezes maior do que aquelas perdidas devido ao câncer de mama.

- Dos 500 mil casos de ataques cardíacos fatais que ocorrem a cada ano nos Estados Unidos, 247 mil acometem mulheres.

- As mulheres que sofrem um ataque cardíaco têm duas vezes mais chances do que os homens de morrer nas semanas seguintes.

- A idade é o principal fator de risco para as mulheres: dentre os 247 mil ataques cardíacos fatais que ocorrem a cada ano, apenas cerca de 6,5 mil ocorrem em mulheres com menos de 65 anos. Acredita-se que o estrogênio, um hormônio feminino, proteja o coração e os vasos sangüíneos contra os efeitos da aterosclerose. As mulheres correm um risco mais elevado depois da menopausa, quando o corpo reduz a produção do hormônio.

- Os pesquisadores do National Institute of Health estão iniciando um estudo chamado Women's Health Initiative, o qual deverá custar quinhentos milhões de dólares e quatorze anos de pesquisas e envolverá 140 mil mulheres em fase pós-menopáusica. A pesquisa vai investigar os efeitos da alimentação, do fumo e de outros fatores sobre o risco de mulheres desenvolverem doenças cardiovasculares e outros problemas de saúde comuns, incluindo osteoporose e câncer de mama.

A placa acumula-se em resposta ao dano da parede interna de uma artéria. Este dano pode provir de muitas fontes, e é aqui que as decisões relativas ao estilo de vida têm um grande efeito. Frituras e alimentos gordurosos provocam dano às artérias e acúmulo de placa. A pressão arterial elevada exerce sobre as paredes das artérias uma força maior do que a normal e, deste modo, danifica o seu revestimento. Substâncias tóxicas como nicotina e cocaína irritam e danificam o revestimento das artérias. E hormônios secretados durante períodos de *stress* elevado também produzem um efeito deletério.

Qualquer que seja a lesão inicial, o corpo dispõe de células especiais que promovem a reparação dos locais lesados, aderindo à área em questão. Essas células especiais contêm gorduras, incluindo o colesterol, e com o tempo, acumulam-se no local da lesão, contribuindo para a obstrução da artéria. Se a placa se acumular nas artérias coronárias, ela poderá causar uma doença cardíaca coronariana. Se este acúmulo se der nas artérias do cérebro, poderá causar um acidente vascular cerebral. E se o acúmulo ocorrer nas artérias das pernas, poderá causar claudicação (carência do suprimento de sangue).

Doença cardíaca coronariana é o termo usado para descrever diferentes afecções do músculo cardíaco, causadas pela restrição ou bloqueio da irrigação sangüínea. Os distúrbios variam desde uma dor de advertência chamada angina até a lesão ou mesmo morte de partes do músculo cardíaco em decorrência de um ataque cardíaco.

Muitas pessoas sentem a dor chamada *angina pectoris* quando o músculo cardíaco fica privado de oxigênio. A angina geralmente ocorre quando o trabalho do coração aumenta e este não consegue obter oxigênio suficiente para desempenhar suas funções, como acontece durante ou após exercícios físicos ou alguma outra atividade física intensa ou quando a pessoa está sentindo uma forte emoção (como a raiva).

A dor da angina usualmente está localizada no centro do peito mas pode irradiar-se para o pescoço, ombros, braço e mandíbula ou ocorrer apenas nessas últimas regiões. Embora não ocorra nenhum dano permanente ao coração durante um ataque de angina, este é um aviso de que o seu sistema cardiovascular pode estar com problemas.

O ataque cardíaco é a mais séria conseqüência da doença da artéria coronária. O ataque cardíaco ocorre quando uma área do músculo cardíaco sofre uma privação de sangue tão severa que não consegue sobreviver. Os ataques cardíacos são também chamados de *infartos do miocárdio*. (Mio significa "músculo", *cardio* diz respeito ao coração e *infarto* é o termo usado para descrever a região de tecido morto.)

A maioria dos ataques cardíacos ocorre quando uma artéria coronária já estreitada pela aterosclerose é súbita e totalmente bloqueada por um coágulo sangüíneo ou espasmo muscular. Quando ocorre um bloqueio repentino, o fluxo de sangue para o coração é imediatamente interrompido, causando a morte do tecido irrigado pela artéria em questão.

PRESSÃO SANGÜÍNEA ELEVADA: A ASSASSINA SILENCIOSA

A cada batimento cardíaco, 60 a 80 gramas de sangue recém-oxigenado são bombeados pelo coração e entram na circulação geral. Para manter o sangue fluindo através dos noventa mil quilômetros de vasos, faz-se necessário uma certa quantidade de força. Esta força é chamada de *pressão sangüínea*. O principal fator na determinação da pressão sangüínea é o coração, mas as arteríolas — as menores artérias — também desempenham um papel importante na determinação do nível de pressão nos vasos de todo o corpo. Para elevar a pressão sangüínea, as arteríolas contraem-se; para reduzi-las, elas relaxam. Embora a força necessária para manter o sangue fluindo pelo corpo tenha sua origem no coração e nos vasos, três outros sistemas do corpo trabalham juntos para controlar a pressão sangüínea: os rins (que ajudam a regular a quantidade de fluido que circula pelo corpo), o sistema nervoso (que ajuda a controlar a contração e a dilatação dos vasos sangüíneos) e o sistema endócrino (que produz hormônios que dizem aos outros sistemas o que eles devem fazer).

Cerca de 90% a 95% de todos os casos de pressão sangüínea elevada (ou hipertensão arterial) são classificados como *hipertensão essencial*, o que significa que os médicos não conseguem determinar uma causa precisa para o problema. Como o sistema que determina a pressão sangüínea é tão complicado e envolve tantos componentes diferentes, muitas vezes é difícil identificar com exatidão o que está causando pressão arterial elevada num dado indivíduo. Em cerca de 10% dos casos existe uma causa subjacente ou secundária. Uma doença renal pode ser a culpada ou, então, o problema pode dever-se a um fator externo, tal como os efeitos colaterais de determinados medicamentos vendidos sob receita médica.

ACIDENTE VASCULAR CEREBRAL: LESÃO NO CÉREBRO

Um acidente vascular cerebral freqüentemente ocorre quando o cérebro é privado de suprimento sangüíneo pelo mesmo processo que causa um ataque cardíaco — a aterosclerose. Embora o acidente vascular cerebral acometa o cérebro, ele não é tecnicamente uma doença neurológica. Mais precisamente, trata-se de um problema nos vasos sangüíneos que alimentam o cérebro.

Assim como a hipertensão arterial é chamada de "assassina silenciosa", por causa da ausência de sintomas francos, os acidentes vasculares cerebrais também podem ocorrer sem aviso. Todavia, cerca de 10% das pessoas que têm um acidente vascular cerebral são advertidas antecipadamente de que nem tudo está bem. Elas sofrem um ataque isquêmico transitório, freqüentemente chamado de "ameaça de derrame", o qual envolve a perda temporária de irrigação sangüínea em uma área do cérebro. O ataque isquêmico transitório resolve-se em cerca de 24 horas. Uma vez que um ataque isquêmico transitório tenha ocorrido, existe tendência de recidiva ou de ocorrência de acidente vascular cerebral, a não ser que a causa subjacente seja eliminada.

OUTROS PROBLEMAS DO CORAÇÃO

Além da pressão arterial elevada e da doença das artérias coronárias, existem vários problemas comuns que podem afetar o coração e o sistema circulatório. Alguns deles são congênitos (presentes ao nascimento) e outros desenvolvem-se posteriormente. Os mais comuns são as arritmias e o prolapso da válvula mitral.

Arritmias (também conhecidas como disritmias) são anormalidades na corrente elétrica que estimula o músculo cardíaco. Essas anormalidades produzem batimentos cardíacos irregulares. Na maioria das vezes a ocorrência de batimentos cardíacos irregulares não causa nenhum mal, exceto quando outros problemas cardíacos também se acham presentes. Uma arritmia não é necessariamente uma indicação de doença cardíaca, mas alguns tipos de arritmia são potencialmente fatais. Por esta razão convém procurar um médico se você perceber alguma irregularidade nos batimentos cardíacos.

Prolapso da válvula mitral é uma anormalidade em que as abas dos tecidos que constituem esta válvula cardíaca são maiores do que o normal. Este defeito faz com que as válvulas se fechem inadequadamente, muitas vezes, permitindo que o sangue reflua. A grande maioria dos indivíduos que se encontra nesta condição não apresenta nenhum sintoma nem corre risco de apresentá-los. Todavia, estes sintomas, quando ocorrem, costumam assemelhar-se aos sintomas da angina, incluindo dor no peito, tontura e palpitações.

O diagnóstico das doenças cardíacas

As doenças cardiovasculares podem ser insidiosas. Você talvez não tenha consciência de estar doente antes que um dano significativo já tenha ocorrido. Por este motivo é importante procurar um médico — ortodoxo ou não — para investigar a saúde de seu coração e dos vasos sangüíneos. *Diagnóstico* **não** *é a mesma coisa que tratamento.* Se você visita regularmente um terapeuta holístico, ele provavelmente irá sugerir que você procure um médico ortodoxo para avaliar sua condição caso haja suspeita de uma doença do coração.

É importante que você tire proveito de todas as técnicas disponíveis para diagnosticar as doenças cardiovasculares. Depois que o problema for conhecido, você poderá tomar uma decisão mais acertada e escolher as opções de tratamento — ortodoxas e alternativas — que são melhores para o seu caso. Em outras palavras, os resultados dos exames e procedimentos realizados por um médico ortodoxo serão muito úteis para que o terapeuta alternativo determine o tratamento apropriado. No Capítulo 1 vimos todas as terapias disponíveis, tanto ortodoxas como alternativas.

Quando você visita um médico ortodoxo, a primeira coisa que ele faz é levantar um histórico médico completo. Ao levantar um histórico, o seu médico vai querer saber quais medicamentos você está tomando. Ele vai perguntar se você ou algum outro membro de sua família já tiveram diagnóstico de pressão arterial elevada, doença do coração, doença renal, diabetes, e se já apresentaram sintomas de acidente vascular cerebral. Em outras palavras, o médico vai lhe fazer muitas das mesmas perguntas apresentadas no seu "Auto-exame Cardiovascular", no início deste capítulo, razão pela qual pode ser útil concluir o questionário antes de procurar um médico.

Em seguida, o médico vai realizar um exame físico. A ordem em que ele resolve fazer o exame físico é arbitrária, mas, para efeito de simplicidade, começaremos pela cabeça e desceremos pelo restante do corpo. O médico vai, primeiramente, olhar dentro dos seus olhos com um instrumento chamado oftalmoscópio, o qual irradia uma luz muito brilhante sobre a sua retina (a região sensível à luz, no fundo dos seus olhos). Aqui os vasos sangüíneos são facilmente visíveis e o seu médico poderá dizer se eles foram lesados pela pressão arterial elevada e/ou aterosclerose. Ele provavelmente fará uma palpação no seu pescoço para verificar se a glândula tireóide está aumentada — visto que uma glândula tireóide hiperativa pode, ocasionalmente, produzir pressão arterial elevada e que uma glândula tireóide hipoa-

38   MEDICINA NATURAL PARA DOENÇAS DO CORAÇÃO

tiva pode elevar os níveis de lipídios — e examinará as artérias do seu pescoço. O médico sentirá manualmente os seus batimentos cardíacos, auscultará os ritmos cardíacos com um estetoscópio e verificará o estado dos seus pulmões, em busca de sinais de que o fluido não está sendo adequadamente bombeado pelo coração. Ele examinará o seu abdômen — procurando anormalidades em seus rins — e verificará os pulsos em seus braços e pernas. Assim, o seu médico poderá avaliar as condições dos seus vasos sangüíneos em todo o seu corpo.

Além do exame físico, ele fará testes para medir sua pressão sangüínea e para determinar a saúde de seu sangue. Esses testes são procedimentos padronizados, em geral realizados no consultório do médico, durante um exame físico de rotina.

MEDIÇÃO DA PRESSÃO SANGÜÍNEA

A medição da pressão arterial consiste em dois números separados por uma barra. O número maior, chamado de *pressão sistólica*, é a medida da pressão na artéria logo depois que o coração bombeou sangue para ela durante sua contração (chamada de sístole). O número menor, chamado de *pressão diastólica*, é a medida da pressão remanescente na artéria durante o relaxamento cardíaco (chamado de diástole).

A medição da pressão sangüínea é relativamente simples e completamente indolor. A pressão sangüínea é medida com um instrumento chamado esfigmomanômetro, que permite ao médico calcular o esforço que o coração está fazendo para bombear e o quanto os vasos sangüíneos devem contrair-se para impulsionar o sangue. O esfigmomanômetro é constituído por três componentes: um balão inflável de borracha ligado a um medidor que se assemelha a um termômetro e um estetoscópio. Coloca-se o balão confortavelmente em torno do seu braço e bombeia-se ar para dentro dele até que o balão esteja suficientemente rígido para interromper o fluxo sangüíneo, depois do que o ar é lentamente liberado. O seu médico ouve com o estetoscópio o som do primeiro jorro de sangue que passa pela artéria e esta é a pressão sistólica. Quando o médico não ouve mais nenhum som com o estetoscópio, é feita a leitura da pressão diastólica. A sua pressão sangüínea é indicada por estes dois números.

Quando pode-se dizer que a pressão arterial está excessivamente elevada? Embora categorias gerais tenham sido estabelecidas, a verdade é que não existe nenhuma linha divisória exata entre pressão normal e hiperten-

ENTENDA O SEU SISTEMA CARDIOVASCULAR

são arterial. O National High Blood Pressure Education Program revisou recentemente sua classificação de pressões sangüíneas em aproximadamente cinco categorias distintas. Qualquer leitura entre 110/70 e 140/90 está dentro da faixa normal. Hipertensão arterial é qualquer leitura maior que 140 sistólica por 90 diastólica. Deve-se ter em mente que a pressão arterial é uma questão altamente individualizada. A sua pressão sangüínea "ideal" é determinada por seu peso, altura, idade e outros fatores físicos individuais característicos. Em termos gerais, todavia, quanto menor sua pressão sangüínea, tanto melhor. Uma pessoa com pressão arterial de 110/70 tem um risco menor de doença cardiovascular do que alguém com pressão de 120/80. Por sua vez, uma pessoa com uma leitura de 120/80 pode ter uma perspectiva melhor, a longo prazo, que a de uma outra cuja pressão está em 135/85.

DETERMINAÇÃO DA SAÚDE DO SANGUE

A dosagem da quantidade de gorduras ou lipídios circulando em seu sangue ajudará a determinar o seu risco de ter aterosclerose. O perfil de seus lipídios sangüíneos é determinado por meio de uma amostra de sangue retirada de uma veia do braço. Em um esforço para padronizar os resultados, muitos médicos agora recomendam que este exame de sangue seja realizado após um jejum de 12 horas.

Deve-se observar que, quando falamos em "gordura", em geral estamonos referindo a uma categoria mais ampla de substâncias corporais chamadas lipídios. Os lipídios incluem gorduras, ácidos graxos, esteróis e outros compostos que circulam em nossa corrente sangüínea ou são parte de nossas células. Embora nem todos os lipídios sejam gorduras, os dois termos têm sido usados como se fossem sinônimos, o que pode ser enganoso. O colesterol, por exemplo, não é uma gordura e sim um lipídio chamado de esterol.

O colesterol é essencial para uma série de processos orgânicos vitais, como o funcionamento dos nervos e a reprodução celular. Os hormônios anti-*stress* hidrocortisona e aldosterona, por exemplo, e os hormônios sexuais estrógeno e testosterona são produzidos a partir do colesterol. Embora o seu corpo não possa sobreviver sem o colesterol, isto não significa que você deva consumi-lo. O seu fígado produz a partir de outras substâncias todo o colesterol de que necessita. A dieta americana média, todavia, inclui 600 a 1.500 miligramas (mg) de colesterol por dia, muito mais do que você ou qualquer outra pessoa necessita.

O seu médico discutirá com você os resultados do seu perfil de lipídios sangüíneos. Todavia, o National Cholesterol Education Program, patrocinado pelo National Institutes of Health, recomenda que o colesterol total no sangue deve estar abaixo de 200 miligramas/decalitros. Um resultado entre 200 e 239 é limítrofe e qualquer resultado acima de 240 miligramas/decalitros é considerado alto. No Capítulo 4 você aprenderá as melhores maneiras de reduzir a quantidade de colesterol que você ingere na alimentação, para que seu coração e vasos sangüíneos tenham as melhores chances possíveis de permanecer fortes e saudáveis.

AVALIAÇÃO DA SAÚDE DO CORAÇÃO

Conforme discutimos acima, o seu médico primeiramente ouvirá o seu coração com um estetoscópio para verificar o tamanho dele, a freqüência com que ele bate e os tipos de sons que produz. Se o médico tiver algum motivo para suspeitar de que o seu coração está doente, ele poderá pedir mais exames. Se você for um homem com mais de 40 anos, uma mulher que já tenha passado pela menopausa ou se tiver um ou mais fatores de risco para doenças cardíacas, o seu médico poderá também resolver usar um ou mais dos seguintes procedimentos como um método de *screening* para excluir as doenças cardíacas. Os resultados desses exames podem servir como base para comparações com os resultados de exames futuros.

A não ser que você tenha uma doença cardíaca grave que exija cirurgia, nenhum dos exames que um médico ortodoxo recomende é perigoso ou invasivo. Na verdade, parte desses exames, na maioria, são procedimentos em cuja realização qualquer terapeuta holístico legítimo iria insistir antes de prescrever qualquer tratamento. No caso das doenças cardíacas, os procedimentos de diagnóstico mais comuns e relativamente livres de risco incluem o eletrocardiograma (ECG), o eletrocardiograma de esforço e o ecocardiograma.

Eletrocardiograma. Também conhecido como ECG, este é um teste de *screening* realizado com freqüência mas não é um indicador muito bom de doenças cardíacas coronárias. Um ECG dá um registro dos padrões elétricos do coração quando a pessoa está em repouso. Em uma pessoa sadia, a passagem dos impulsos elétricos através do coração segue uma seqüência regular. Se houver alguma anormalidade, este padrão é alterado. Observando os padrões elétricos que o seu coração produz, o seu médico poderá identificar áreas do músculo cardíaco que possam ter sido lesadas pela

ENTENDA O SEU SISTEMA CARDIOVASCULAR

doença cardíaca coronariana bem como detectar o espessamento das paredes do músculo cardíaco ou batimentos cardíacos irregulares (arritmias). O eletrocardiograma é realizado afixando-se eletrodos ao peito, pulsos e tornozelos. Na maioria dos casos, o ECG é feito enquanto você está deitado. Conquanto seja completamente indolor, alguns pacientes queixam-se de que a substância usada para prender os eletrodos causa uma irritação temporária na pele.

Eletrocardiograma de esforço. Este exame é usado para medir os padrões elétricos do coração quando submetido a um esforço. Trata-se de um exame muito comum e, em geral, é um procedimento indolor e livre de riscos. Você provavelmente será solicitado a andar ou correr a passo lento e ritmado em uma esteira ou pedalar uma bicicleta ergométrica, enquanto o seu coração é monitorizado continuamente por um eletrocardiograma. A idéia é aumentar as necessidades de sangue e oxigênio do seu coração, através da elevação gradual da sua freqüência cardíaca até um nível predeterminado. Este teste vai revelar bloqueios ao fluxo sangüíneo que somente se manifestam quando o coração é submetido a esforço durante os exercícios.

Se o resultado do seu eletrocardiograma de esforço e/ou eletrocardiograma forem anormais, o seu médico talvez recomende um outro tipo de exame de esforço chamado de mapeamento por tálio. O mapeamento por tálio produz uma representação visual dinâmica das partes do músculo cardíaco que não estão recebendo sangue suficiente durante o exercício.

Ecocardiograma. Este procedimento indolor usa ultra-sons (ondas sonoras de freqüência extremamente alta) para produzir uma imagem do coração e dá uma idéia clara do tamanho do coração, do modo como ele está funcionando no momento, e se existe alguma anormalidade nas válvulas ou outras alterações estruturais. O exame é realizado colocando-se um transdutor — um aparelho que emite ondas de ultra-som — sobre seu peito. A imagem produzida pelas ondas sonoras refletidas pelo seu coração é projetada em um monitor e registrada em fita de vídeo.

Angiografia coronariana. Se o seu médico suspeitar que a doença cardíaca tem causado sérios danos ao seu músculo cardíaco, se você já sofreu um ataque cardíaco ou se o seu médico achar que você talvez necessite submeter-se a uma cirurgia do coração, um outro procedimento poderá ser realizado. Chamado de cateterismo do coração (*coronariografia*), este procedimento cirúrgico determina o grau e a localização de qualquer bloqueio que possa ter sido detectado nos testes anteriores. Ele é realizado aplicando-se primeiramente anestesia local na região inguinal direita e, em seguida, introduzindo-se um tubo dentro de uma artéria grande da virilha (a artéria femural). Um meio de contraste é injetado através do tubo e faz-se uma radiografia chamada de angiograma coronariano. Se houver doença da artéria coronária, o meio de contraste não vai preencher essa área, e isto será mostrado pela radiografia.

Embora o cateterismo das artérias coronárias seja bastante útil no diagnóstico das doenças do coração, ele não é totalmente destituído de riscos. Em raros casos, o cateterismo pode causar bloqueio no local onde o cateter é introduzido, ataque cardíaco ou outras complicações graves. Por favor, discuta a questão detalhadamente com o seu médico e busque uma segunda opinião, se você tiver dúvidas quanto a este procedimento.

Quando se trata da sua saúde, conhecimento é poder. Neste capítulo você aprendeu que o coração e os vasos sangüíneos trabalham para nutrir o corpo. No Capítulo 3 tentaremos responder algumas das suas perguntas sobre as diversas opções naturais disponíveis para ajudá-lo a manter o sistema cardiovascular sadio e/ou reparar quaisquer danos que já possam ter ocorrido.

"Existem apenas duas maneiras de viver. Uma é como se nada fosse um milagre e a outra é como se tudo fosse um milagre."

Albert Einstein

Escolha uma Alternativa

3

𝒩o início de 1993 estabeleceu-se um novo marco na medicina ocidental quando o National Institutes of Health (NIH) inaugurou o seu Departamento de Medicina Alternativa. O anúncio de que o NIH — há muito um baluarte da pesquisa médica ortodoxa — iria destinar recursos à investigação de alternativas como acupuntura, homeopatia e meditação agradou o crescente número de médicos e pacientes que há muitos anos já vinham usando essas terapias.

A decisão do NIH foi indubitavelmente inspirada por relatos de que mais e mais americanos estavam fazendo uso da medicina alternativa todos os dias. Uma outra cidadela da medicina ortodoxa, o *New England Journal of Medicine*, relatou em 1992 que um em cada três americanos tinha usado algum tipo de terapia alternativa como parte de seu tratamento médico em 1990, um número espantoso e que certamente irá aumentar à medida que as vantagens dos tratamentos alternativos tornarem-se mais bem aceitas por instituições ortodoxas como o NIH e mais bem conhecidas pelo público em geral. Na verdade, hoje em dia mais de vinte faculdades de medicina oferecem cursos de medicina holística e alternativa para seus alunos, e a

University of Arizona está em processo de criação de um programa de residência em "Medicina Integrada", que combinará as abordagens ortodoxas e alternativas.

Entre aqueles que mais se beneficiarão com a crescente compreensão dos princípios da medicina alternativa estão os milhões de americanos que sofrem de doenças cardiovasculares ou correm o risco de desenvolvê-las. De fato, quando o assunto é tratamento de doença do coração, a linha divisória entre a medicina ortodoxa e a medicina alternativa está-se tornando cada vez menos nítida: alimentação adequada, exercício e redução de *stress* — todos princípios fundamentais da maior parte das terapias alternativas — agora estão sendo reconhecidos como elementos essenciais de qualquer plano bem-sucedido de tratamento de doenças do coração.

Um número cada vez maior de americanos está começando a buscar novas respostas para velhas perguntas sobre o significado da saúde: Em vez de remendar um coração danificado ou tomar pílulas para baixar a pressão arterial, as pessoas agora estão dispostas a investir tempo e energia para criar um estado de equilíbrio mais natural e duradouro.

A opção por tratar doenças cardiovasculares sem medicamentos ou cirurgia implica firmar com sua saúde um compromisso mais amplo do que qualquer outro que você possa ter feito no passado. Além disso, existem aspectos da medicina alternativa que você poderá considerar estranhos e, pelo menos no começo, um pouco desagradáveis. A maioria das formas de terapia alternativa, por exemplo, requer que você passe a ter um conhecimento mais profundo do seu corpo através de exercícios e de massagens. Você talvez tenha até mesmo de acostumar-se a ter o corpo examinado pelo seu terapeuta de uma forma diferente daquela utilizada no passado por seu médico convencional.

Para poder auferir maiores benefícios com a medicina natural você também precisará aprender a relaxar de fato o corpo e a mente. Para muitas pessoas, esta experiência envolve a exploração de questões emocionais e espirituais que podem ter permanecido ignoradas ou reprimidas por muitos anos. Embora seja estimulante e, em última análise, libertador, esse trabalho requer doses extras de motivação, de força e de orientação.

Para a grande maioria das pessoas que optou por substituir ou complementar a assistência proporcionada pela medicina ortodoxa com abordagens mais naturais, os benefícios auferidos com essa decisão compensam perfeitamente o esforço físico e emocional. É importante, no entanto, ter uma idéia daquilo que diversas terapias alternativas exigem de você, antes de envolver-se com elas. O questionário que se segue vai ajudá-lo a selecionar algumas das perguntas que você talvez queira fazer acerca da medicina alternativa e do modo como ela poderia encaixar-se em sua vida.

Um questionário rápido de medicina alternativa

As perguntas deste questionário concentram-se em quatro diferentes questões que você deveria considerar quando estiver procurando uma abordagem alternativa de saúde e dos cuidados com a saúde. As quatro questões da Parte A dizem respeito aos aspectos físicos do cuidado com a saúde; a Parte B trata de alimentação e nutrição; a Parte C ajuda você a concentrar-se em seu lado emocional e espiritual; e a Parte D examina questões práticas tais como condições financeiras e acesso a recursos alternativos para tratar a saúde.

Responda sim ou não a estas dezesseis perguntas e, então, consulte o guia de respostas apresentado em seguida, para descobrir o que você deveria procurar ou tentar evitar ao escolher uma terapia alternativa.

Parte A
1. Gosto de ser massageado ou tocado por um terapeuta qualificado. _____
2. Estou disposto a suportar algum incômodo durante o meu tratamento. _____
3. Tolero bem a picada de agulhas. _____
4. Gosto de praticar exercícios físicos ou estou disposto a fazer exercícios regularmente. _____

Parte B
1. Estou disposto a modificar minha alimentação. _____
2. Estou disposto a aprender coisas sobre nutrição. _____
3. Preparo a maioria das minhas refeições em casa. _____
4. Aceito a idéia de que vitaminas e minerais são úteis no tratamento de doenças. _____

Parte C

1. Acho que as emoções desempenham um papel na saúde e na cura. _____
2. Posso aceitar remédios que não foram comprovados cientificamente. _____
3. Compreendo que será preciso tempo e esforço para restituir a saúde ao meu corpo. _____
4. Já incluo as meditações em minha vida quotidiana ou gostaria de fazê-lo no futuro. _____

Parte D

1. Tenho fácil acesso a um ou mais terapeutas alternativos. _____
2. Tenho tempo e vontade de marcar consultas regulares com um terapeuta alternativo. _____
3. Disponho de alguma folga no orçamento para pagar tratamentos alternativos. _____
4. Posso aceitar tratamentos alternativos que não foram comprovados cientificamente. _____

O GUIA DE RESPOSTAS

Dê uma olhada em suas respostas. A maioria delas foi "sim"? Houve uma ou mais categorias em que você respondeu a diversas perguntas com um "não"? Conforme você verá no guia apresentado a seguir, as suas respostas a estas perguntas vão ajudá-lo a encontrar o tipo ou os tipos de terapia natural mais adequados à sua personalidade e necessidades pessoais.

A: O físico. Muitos tratamentos terapêuticos naturais requerem que os pacientes estabeleçam um novo relacionamento com o próprio corpo e, em alguns casos, com seus médicos ou terapeutas.

Se você não gosta de ser tocado por seu médico, então as terapias que usam massagem ou outros tipos de manipulação física como parte do tratamento talvez não lhe sirvam. A não ser que você ache que pode aprender a superar esta aversão, seria melhor para você evitar a acupuntura, a Medicina Ayurvédica e a quiroprática, todas que usam amplamente a terapia física. Da mesma forma, se você tem medo de agulhas, então a acupuntura não serve para você — exceto no caso de você poder superar facilmente os seus medos. A tensão e a sensação incômoda trabalharão diretamente contra o estado de equilíbrio e de relaxamento que é a meta da medicina natural.

Entretanto, se uma ou mais dessas terapias despertarem o seu interesse — a despeito de seus temores ou aversões — então você deveria considerar a possibilidade de discutir com um terapeuta o modo como a filosofia que está por trás do tratamento poderá ser usada para ajudá-lo sem que seja necessário usar os elementos que o fazem incômodo para você.

Todavia, quer você goste disso ou não, a atividade física de alguma espécie dentro em breve terá um papel importante em sua vida, caso você tenha recebido um diagnóstico de doença cardiovascular. Um aumento da atividade física é elemento fundamental no tratamento das doenças cardiovasculares, tanto da perspectiva ortodoxa como da alternativa. Felizmente, conforme você verá no Capítulo 6, praticar exercícios físicos não significa extenuar-se numa bicicleta ergométrica ou esforçar-se para levantar pesos em uma academia de ginástica. Em vez disso você aprenderá maneiras de fazer com que o seu coração bombeie, os seus músculos trabalhem e o seu espírito eleve-se através de uma atividade física que você escolheu por ser do seu agrado.

B: O nutricional. Além de incorporar os exercícios à sua vida quotidiana, o tratamento natural das doenças cardiovasculares muito provavelmente vai requerer mudanças significativas em sua dieta. De fato, não existe nenhuma abordagem, seja ortodoxa ou alternativa, que ignore os efeitos da dieta sobre o sistema cardiovascular. Redução de gorduras, aumento da ingestão de fibras e eliminação de conservantes e outros aditivos são apenas algumas das modificações na alimentação que você vai precisar fazer para contribuir para a cura do seu coração e vasos sangüíneos.

Conforme qualquer pessoa que tenha feito regime poderá dizer-lhe, efetuar estas grandes mudanças em seus hábitos quotidianos poderá parecer-lhe uma coisa difícil e assustadora. O primeiro passo é aprender o máximo possível sobre nutrição, tanto da perspectiva ortodoxa como dentro do contexto do método alternativo que você optou por adotar. A compreensão dos motivos pelos quais certos alimentos irão ajudá-lo ou prejudicá-lo provavelmente tornará mais fácil para você a decisão de comê-los ou evitá-los. Algumas terapias alternativas requerem mudanças mais rígidas do que outras: a Medicina Ayurvédica, por exemplo, envolve a desintoxicação do corpo com o uso de certas ervas e um período de jejum e, dependendo do seu organismo, a exclusão de certos alimentos de sua dieta. Se você toma a maior parte das suas refeições fora de casa ou, por algum outro motivo, tem pouco controle sobre seu cardápio diário, essa estratégia poderá ser difícil de seguir.

Outro elemento importante do tratamento das doenças cardíacas através da nutrição é o uso de suplementos de vitaminas e de minerais. Estudos recentes mostraram que certas substâncias, chamadas de antioxidantes, podem reduzir muito o risco de doenças cardiovasculares. Como talvez seja difícil obter níveis suficientes de antioxidantes e de outros nutrientes benéficos a partir da nossa alimentação, muitos terapeutas, tanto ortodoxos como alternativos, estão agora sugerindo que seus pacientes tomem suplementos alimentares. Se você não gosta de tomar pílulas, esta abordagem talvez não seja apropriada para o seu caso e você talvez tenha de fazer um esforço bem maior para obter os nutrientes de que necessita a partir da alimentação.

Conforme veremos no Capítulo 4, todavia, você não precisa ficar desanimado com a perspectiva de iniciar "uma dieta". Tais mudanças podem ser feitas de forma relativamente lenta, ao longo do tempo, até que se tornem hábitos naturais e agradáveis. Trabalhando cuidadosamente com o seu terapeuta alternativo e/ou um terapeuta nutricionista, você será capaz de planejar uma dieta adequada para ter um coração sadio que não atrapalhe desnecessariamente sua vida nem o prive do prazer de uma boa mesa.

C: O aspecto emocional. Talvez a diferença mais importante entre as medicinas ortodoxa e alternativa seja o modo pelo qual é visto o lado emocional e espiritual da vida. Diferentemente da medicina ortodoxa, a maioria das formas de terapia natural consideram o modo como você se sente em relação à sua vida como sendo tão importante quanto a quantidade de colesterol presente em seu sangue. De fato, o nível de *stress* na vida de alguém pode causar impacto direto na quantidade de colesterol presente no sangue: se não for dada a devida atenção às emoções, portanto, um aspecto do problema físico subjacente é completamente ignorado.

Essa abordagem da saúde cardiovascular, todavia, requer que as pessoas invistam tempo e energia numa área de sua vida que elas talvez tenham negligenciado até o momento. Se você estiver acostumado a sentir-se melhor logo depois de tomar uma pílula ou algum outro medicamento, essa maneira de abordar a saúde talvez lhe pareça demorada e ineficaz — pelo menos a curto prazo. De fato, conforme foi discutido no Capítulo 1, não existem soluções rápidas na medicina alternativa. A paciência é um componente essencial do processo natural de cura.

Como o equilíbrio emocional é uma meta basilar da medicina natural, aprender a reduzir a quantidade de *stress* em sua vida, bem como aprender a lidar de forma mais eficaz com o *stress* residual é um componente que faz parte de qualquer tratamento natural de doença cardiovascular. Meditação, *biofeedback* e visualização são todos métodos para se alcançar o equilíbrio emocional, e é importante que você permaneça receptivo a esses métodos, à medida que procura recuperar a saúde.

D: O prático. Além dos fatores pessoais que possam ter levado você a buscar uma determinada forma de terapia, existem questões práticas que também precisam ser consideradas. A primeira e mais importante é em que medida você tem acesso aos recursos da medicina alternativa. Se você tem de ficar várias horas no trânsito para consultar um homeopata ou acupunturista, o tratamento de uma condição crônica como a doença do coração por esses métodos poderá ser inviável.

Tempo é outro fator importante: muitas terapias alternativas requerem consultas mais freqüentes a um terapeuta do que você talvez esteja acostumado a fazer, especialmente no início do plano de tratamento. Se você tem de sair da cidade ou sofre outras limitações de tempo, talvez seja melhor evitar estas abordagens. A acupuntura e a quiroprática, particularmente, consomem muito tempo, pois em geral necessitam de um tratamento contínuo.

Um outro obstáculo, para muitas pessoas, é o dinheiro. Embora a longo prazo as terapias alternativas pareçam ser menos caras do que a tecnologia e a farmacologia ortodoxa, elas podem pesar no seu bolso, principalmente porque a maioria dos seguros de saúde ainda não cobre a medicina alternativa.

Por fim, uma questão prática a ser considerada é o seu próprio compromisso com o processo de cura natural. Muitas terapias alternativas, apesar de serem praticadas em outras culturas há muitos séculos, ainda não tiveram sua eficácia comprovada de acordo com os padrões médicos ocidentais. (Até mesmo muitos medicamentos ocidentais não tiveram realmente sua eficácia "comprovada" de acordo com esses padrões ideais; qualquer um que tome uma aspirina para uma dor de cabeça pode confirmar isso.) Se você é alguém que sente necessidade de entender a base científica de uma terapia antes de adotá-la, muitas destas abordagens alternativas poderão parecer-lhe desafiadora demais nos dias de hoje. A homeopatia, por exemplo, é baseada numa compreensão muito diferente daquela do modelo médico padrão. A decisão de procurar um homeopata para tratar sua doença do coração, portanto, requer que você aceite os resultados sem compreender plenamente o processo.

Conforme você pode ver, a escolha do melhor tipo de medicina alternativa para o seu caso envolve novas maneiras de encarar sua vida, seu corpo e seu espírito. Como os remédios naturais, por sua própria natureza, são seguros e relativamente livres de efeitos colaterais, você tem certa liberdade para experimentar diferentes terapias antes de optar por uma delas.

Além disso, pode ser que você queira combinar diversos tipos de abordagens, em vez de usar apenas um método alternativo. Felizmente, muitos terapeutas holísticos têm mais de uma especialidade ou trabalham em conjunto com outros terapeutas. Um especialista em fitoterapia, por exemplo, talvez também tenha se especializado em aromaterapia ou compartilhe um consultório com um aromaterapeuta. Se o paciente quiser, portanto, tanto ervas quanto óleos essenciais poderão ser usados no tratamento.

Todavia, qualquer que seja o tipo ou os tipos de terapia natural que escolher, é fundamental que você encontre um terapeuta qualificado para tratá-lo. A seção seguinte apresenta um guia passo a passo para encontrar um terapeuta confiável e estabelecer com ele um relacionamento produtivo e solidário.

Como tornar-se um consumidor bem informado de tratamentos terapêuticos alternativos

O tratamento bem-sucedido das doenças cardiovasculares, seja por meios alternativos ou ortodoxos, requer uma parceria entre você e a pessoa que o trata, a qual deve ser construída sobre uma base de confiança e respeito mútuos. Você precisa confiar na capacidade de seus terapeutas para ajudá-lo a tratar os seus problemas de saúde, e eles precisam ter conhecimento de informações vitais e precisas sobre seu estado de saúde e estilo de vida, de modo a poderem proporcionar-lhe essa ajuda. Eis aqui algumas orientações que irão ajudá-lo a atingir essas metas:

Obtenha um diagnóstico exato. Antes de optar por uma terapia alternativa ou por um terapeuta, é importante que você tenha sido submetido a determinados exames e procedimentos. É melhor que esses exames sejam realizados por um cardiologista, em uma clínica ou hospital. Leve os resultados desses exames com você, em sua primeira consulta a um terapeuta alternativo.

ESCOLHA UMA ALTERNATIVA 53

Aprenda o máximo possível sobre as terapias alternativas que lhe interessam. Conhecimento é poder, especialmente quando o assunto é tratamento de saúde. Leia artigos e livros sobre o tipo de tratamento alternativo que lhe agrada, converse com amigos e conhecidos que usem esse método e peça a opinião de seu médico ortodoxo.

Verifique cuidadosamente as credenciais do terapeuta. Até o momento a maioria dos terapeutas alternativos não precisa ter uma licença especial nos Estados Unidos para exercer a profissão assim como acontece com os médicos ortodoxos. Em vez disso, a emissão de certificados e os critérios usados para garantir ao profissional o direito de exercer sua profissão variam de Estado para Estado. Pergunte ao departamento de saúde da sua cidade quais são os requisitos, os certificados e diplomas que você deve exigir de um terapeuta holístico.

Avalie o terapeuta com o qual você está pensando em se tratar. Muitas vezes é uma boa idéia fazer uma consulta curta a um terapeuta, mesmo antes de você resolver deixar que ele o examine. Durante essa consulta, convém que você observe o consultório em si. Ele é limpo? Você se sente bem ali? Verifique quais são as formas de pagamento e se eles estão dispostos a fazer um plano de pagamento para você. As pessoas que trabalham no consultório são amigáveis e solícitas? Os limites dos pacientes parecem ser respeitados? Os dados sobre eles são tratados como informações confidenciais? Quando você se encontrar com o seu terapeuta, pergunte-lhe qual é a experiência dele no tratamento de doenças do coração. Investigue se é fácil encontrá-lo nos períodos entre as consultas e em caso de emergência. Embora não seja provável que você se sinta completamente à vontade com o terapeuta durante esta primeira e curta consulta, talvez você já possa avaliar se existe ou não a possibilidade de se estabelecer bom relacionamento entre vocês. Confie em seus instintos. Se por qualquer razão você não conseguir ficar à vontade, não deve sentir-se obrigado a continuar consultando esse terapeuta.

Prepare-se para uma primeira consulta de longa duração. Dependendo do tipo de terapia alternativa que você optou por seguir, a sua primeira consulta com um terapeuta (depois da entrevista preliminar) poderá durar de quarenta e cinco a noventa minutos. Você provavelmente vai descobrir que a maior parte desse tempo é gasto discutindo coisas que você antes nunca discutiu com nenhum médico. Ele provavelmente vai-lhe fazer perguntas detalhadas sobre sua alimentação, seu histórico médico, hábitos relacionados com exercícios físicos, sobre os seus sentimentos em relação ao seu trabalho e sobre sua vida pessoal. Essas informações são fundamentais no desenvolvimento de um plano de tratamento para você enquanto indivíduo singular, cujo espírito e mente são tão importantes para a saúde quanto seu corpo.

Ao mesmo tempo, você deve se sentir à vontade para fazer suas próprias perguntas a respeito do seu estado de saúde, dos procedimentos que o seu terapeuta realiza e, até mesmo, das perguntas que ele lhe faz. O seu terapeuta deverá responder a essas perguntas de forma direta e sincera. Se você sentir que não está sendo ouvido ou respeitado, você terá razão em procurar uma outra pessoa para tratá-lo.

Tenha uma idéia clara das implicações do tratamento sugerido. Discuta aquilo que você espera do tratamento *antes* de concordar em adotá-lo. Pergunte ao terapeuta quais são os efeitos colaterais ou reações adversas que podem ser provocados pela terapia sugerida. Verifique a quantas consultas irá e quanto tempo vai levar até que os seus sintomas sejam aliviados e melhore a saúde de seu coração e vasos sangüíneos. Pergunte quanto vai custar o tratamento. Embora o curso do tratamento possa mudar à medida que a terapia vai-se desenvolvendo, um terapeuta qualificado deve ser capaz de fornecer-lhe um prognóstico e cronograma razoavelmente precisos.

Estabeleça um relacionamento entre o seu médico ortodoxo e seu terapeuta alternativo. Pergunte ao seu médico ortodoxo se ele estaria disposto a colaborar com um terapeuta alternativo em seu tratamento — e faça a mesma pergunta a qualquer terapeuta alternativo que você escolher. No caso de doenças crônicas graves como as doenças do coração, é prudente fazer uso do que há de melhor nos dois mundos: a tecnologia salvadora da medicina ocidental, em casos de emergência, e os métodos de cura natural mente-corpo implícitos na medicina alternativa. No Capítulo 14 você verá de que modo a medicina ortodoxa e a alternativa podem trabalhar juntas para a recuperação da sua saúde cardiovascular.

Sinta-se livre para procurar uma segunda opinião. Se você estiver em dúvida quanto à abordagem que o seu médico ortodoxo e/ou o seu terapeuta alternativo escolheu para tratar a sua doença cardiovascular, você deve procurar um outro médico ou terapeuta qualificados para que eles avaliem o seu caso.

Não tenha medo de experimentar. Aquilo que funciona para um indivíduo pode não funcionar para outro, e isso é particularmente válido quando se trata de tratamentos de saúde. Se o tipo de terapia que você escolheu por meio de suas próprias pesquisas ou com a ajuda de um amigo não é adequado para o seu caso, você deve sentir-se livre para experimentar uma outra, até encontrar uma abordagem ou combinação de abordagens que seja eficaz, segura e com a qual você se sinta bem.

Não tenha medo de mudar de médico ou de terapeuta. Se, por alguma razão, você não estiver feliz com seu médico ou terapeuta alternativo, você deve se sentir livre para procurar um outro. Esta decisão não deve ser tomada de forma leviana, especialmente se você tem estado sob os cuidados de uma mesma pessoa há um tempo razoavelmente longo. Por outro lado, o tratamento de uma condição crônica como a doença cardíaca somente vai funcionar a longo prazo se houver uma atmosfera de confiança e de respeito mútuo entre você e o seu terapeuta. Os terapeutas qualificados deverão entender se você resolver deixá-los e deverão cooperar plenamente para transmitir ao seu novo médico os seus registros e outras informações.

Agora que você já tem uma noção dos fundamentos da medicina alternativa, chegou o momento de analisar os vários tipos de terapias naturais usadas no tratamento de doenças cardiovasculares. Os próximos capítulos vão fornecer-lhe os fundamentos de qualquer plano de tratamento bem-sucedido: dieta, exercícios e relaxamento. Após este primeiro conjunto de estratégias estão os capítulos que abrangem outros tipos de cuidados alternativos que talvez também possam ajudá-lo em sua jornada rumo a uma saúde verdadeira e duradoura. Leia-os cuidadosamente e sinta-se à vontade para fazer ao seu médico ortodoxo ou terapeuta alternativo qualquer pergunta que esteja relacionada a estes tratamentos e que possa aplicar-se ao seu problema cardiovascular em particular.

> "Teu alimento é teu remédio."
>
> **Hipócrates**

Alimentação Correta para Ter um Coração Saudável

$\mathcal{F}$aça este rápido teste para avaliar os seus conhecimentos de nutrição e o relacionamento dela com a doença cardíaca. Assinale verdadeiro ou falso.

_____ O colesterol causa doenças do coração.
_____ Toda gordura é ruim.
_____ Os carboidratos fazem você engordar.
_____ A proteína extra o faz ficar forte.
_____ O álcool é sempre prejudicial.
_____ Contar calorias é a única maneira eficaz de perder peso.

Dê a si mesmo 5 pontos para cada afirmação que considerou verdadeira. Quanto maior a sua pontuação, mais você ganhará com a leitura deste capítulo sobre nutrição — *porque todas as afirmações são falsas*.

Se você obteve uma alta pontuação neste teste, saiba que não é o único. São muitos os mitos sobre nutrição e todos os dias uma nova teoria so-

MEDICINA NATURAL PARA DOENÇAS DO CORAÇÃO

bre dieta aparece na primeira página dos jornais. Este capítulo vai ajudá-lo a separar os mitos dos fatos. Ele vai ajudá-lo a desenvolver um plano de alimentação equilibrado que vai fazer você recuperar a saúde do seu sistema cardiovascular da forma mais natural possível. (Deve-se observar, todavia, que as informações deste capítulo baseiam-se em conceitos razoavelmente ortodoxos de nutrição. Muitas terapias alternativas, particularmente a Medicina Ayurvédica e a homeopatia, talvez requeiram que você siga orientações nutricionais muito específicas. Essas orientações serão abordadas nos capítulos apropriados.)

Alimentação e saúde cardiovascular

Para compreendermos a relação entre doença cardiovascular e aquilo que você come, precisamos analisar a aterosclerose. A aterosclerose ocorre quando a camada interna das artérias torna-se espessada, reduzindo assim a quantidade de sangue que pode fluir através dela. Quando o fluxo de sangue é restringido, as células não recebem o oxigênio e outros nutrientes de que necessitam para sobreviver, nem conseguem transferir as substâncias de excreção para a corrente sangüínea, a fim de serem eliminadas.

A aterosclerose é um processo complexo que em geral ocorre ao longo de um período de várias décadas. As razões exatas pelas quais ela se desenvolve ainda não são completamente entendidas. A teoria mais amplamente aceita propõe que a aterosclerose começa quando uma região do vaso sangüíneo é lesada.

Qualquer que seja a causa inicial, a lesão de um vaso sangüíneo desencadeia uma resposta do sistema imunológico: células sangüíneas especializadas, responsáveis pela cura, são atraídas para a área lesada, bem como o colágeno, uma proteína do tecido conjuntivo. Plaquetas presentes na corrente sangüínea também se fixam nessa área. Essas substâncias aderem aos vasos, criando tecido cicatricial sobre a lesão. Ao longo do tempo, lipídios e depósitos de cálcio também podem-se acumular no local da lesão, aumentando o bloqueio da artéria. Se a aterosclerose ocorrer num vaso do coração ou do cérebro, ou se um pedaço de placa de uma outra região soltar-se e obstruir uma artéria do coração ou do cérebro, o resultado é um ataque cardíaco ou um acidente vascular cerebral.

Os cientistas descobriram muitas ligações importantes entre aquilo que comemos e o processo aterosclerótico. Primeiro, certas substâncias nutriti-

ALIMENTAÇÃO CORRETA PARA TER UM CORAÇÃO SAUDÁVEL

vas, tais como o magnésio, o cromo, a vitamina B_6 e a niacina reduzem a quantidade de gordura no sangue. Outros nutrientes — como as vitaminas C, E e A e minerais como selênio e zinco — impedem que as gorduras possam vir a lesar os vasos sangüíneos. (Algumas dessas substâncias são chamadas antioxidantes; elas serão discutidas mais adiante neste capítulo e no Capítulo 5.)

Segundo, aquilo que comemos pode ter uma influência direta no desenvolvimento de hipertensão arterial, uma das principais causas da lesão inicial dos vasos sangüíneos. Ter uma alimentação rica em sódio, e com pouco potássio ou magnésio e ingerir uma quantidade excessiva de álcool são algumas das maneiras pelas quais nossa dieta pode perturbar o delicado equilíbrio interno da pressão sangüínea e, assim, levar ao surgimento da aterosclerose.

Em terceiro lugar, gorduras e substâncias semelhantes, chamadas lipídios e esteróis, estão entre as substâncias que se fixam nos vasos sangüíneos lesados. A mais conhecida dessas substâncias é o colesterol. Embora o metabolismo do colesterol seja extremamente complexo, parece que, quanto mais elevado o nível de colesterol e gordura na corrente sangüínea, maior a probabilidade de que uma placa aterosclerótica venha a se formar.

Todavia, o nível de colesterol na corrente sangüínea e sua capacidade de causar danos depende de uma variedade de fatores, entre os quais a quantidade de gordura, de antioxidantes e de outras substâncias — tanto benéficas como prejudiciais — que também estejam presentes. Um outro elemento importante em qualquer discussão sobre o colesterol é a quantidade de açúcares e carboidratos simples (como farinha de trigo branca refinada) consumida. Estas substâncias atuam no corpo de duas maneiras: primeiro, elas são mais facilmente armazenadas na forma de gordura do que os carboidratos complexos (como farinha de trigo integral) ou as proteínas. Segundo, os carboidratos simples tendem a elevar os níveis de insulina no corpo. A insulina é um hormônio produzido pelo pâncreas e que permite que o açúcar do sangue (chamado de glicose) saia da corrente sangüínea e entre nas células para ser usado como energia. Os altos níveis de glicose e de insulina no sangue estão relacionados ao aumento dos níveis de colesterol e ao aumento da "agregação" de plaquetas; ambos promovem o desenvolvimento da aterosclerose.

Como você pode ver, a sua dieta desempenha um importante papel nas doenças cardiovasculares. De fato, através de pesquisas desenvolvidas por Dean Ornish, M.D., da University of California, e por seus colaboradores, descobriu-se que a longo prazo o tratamento mais eficaz — e completamente natural — para doenças cardiovasculares é a alimentação saudável: se você come quantidade suficiente dos tipos certos de alimento e restringe a ingestão de substâncias sabidamente prejudiciais, você pode reverter significativamente o dano que já tenha sido produzido em seu sistema cardiovascular e/ou diminuir o risco de desenvolver doenças cardiovasculares no futuro.

Aprender a se alimentar bem é importante para todas as pessoas. Os hábitos alimentares ruins, tais como comer muita gordura e poucas fibras, estão relacionados a vários problemas de saúde graves, incluindo certos tipos de cânceres e diabetes, bem como doenças cardiovasculares. Além disso, uma alimentação ruim freqüentemente resulta em obesidade, a qual continua sendo um importante fator de risco para hipertensão arterial, ataques cardíacos e acidente vascular cerebral.

Agora apresentaremos os princípios de uma alimentação adequada, tais como eles se aplicam à saúde cardiovascular, e dissiparemos os mitos relacionados à alimentação enumerados no início deste capítulo. Em seguida, daremos algumas diretrizes para a elaboração de uma dieta segura, eficaz e satisfatória, com o propósito de ajudá-lo a trilhar o caminho que o levará a ter um coração e um sistema circulatório saudáveis.

O ABC da Nutrição Adequada

O corpo humano requer cerca de quarenta diferentes nutrientes essenciais para realizar suas funções e manter-se saudável. Esses nutrientes incluem oxigênio, água, proteínas, carboidratos, gorduras e um grande número de vitaminas e de minerais. O corpo recebe oxigênio do ar que você respira; sem ele, você não poderia sobreviver mais que alguns poucos minutos. Embora a maioria de nós não dê muita importância ao oxigênio, um estudo após outro mostra que, quanto mais oxigênio você proporcionar às células de seu corpo — respirando fundo e fazendo circular mais sangue rico em oxigênio durante os exercícios aeróbicos — tanto melhor.

A água, que faz parte da composição de quase tudo que comemos e bebemos, é uma outra substância que tendemos a não dar valor. A água regula a temperatura do corpo, a circulação, a excreção e contribui para a digestão. Ela hidrata praticamente todas as nossas células. Não obstante, poucos de nós bebe os dois litros de água (oito copos) que o nosso corpo precisa todos os dias para permanecer sadio.

Os outros 38 nutrientes essenciais são encontrados nos alimentos que comemos. A dieta que chamamos de "equilibrada" é aquela que contém uma quantidade adequada — nem insuficiente nem excessiva — desses nutrientes em uma base diária. Ademais, uma dieta equilibrada deve prover o organismo da quantidade adequada de calorias — o valor energético dos alimentos — para a manutenção do peso adequado. (Uma caloria representa a quantidade de energia que o corpo precisará queimar para consumir aquela porção de alimento; qualquer excesso de energia é armazenado na forma de gordura.)

A maioria de nós cresceu convivendo com a idéia de que uma dieta equilibrada inclui iguais quantidades de quatro grupos de alimentos: laticínios, cereais, carnes e frutas/vegetais. Recentemente o Departamento de Agricultura dos Estados Unidos (USDA) desenvolveu uma nova maneira de considerar nossa alimentação diária. Chamada de Pirâmide Alimentar, ela organiza os tipos de alimentos numa pirâmide formada por caixas de diferentes tamanhos. Cada caixa representa um tipo de alimento e a proporção em que ele deveria fazer parte da nossa alimentação diária.

Os carboidratos — obtidos a partir de cereais, de pães e de grãos integrais — formam a base da pirâmide e deveriam constituir a base de nossa dieta. Na ponta menor do triângulo estão as gorduras; como você pode ver, a gordura deveria constituir uma parte mínima de sua dieta. No meio encontram-se as proteínas, os laticínios, as frutas e os vegetais — todos devem ser ingeridos em diferentes proporções. Muitas pessoas optaram por obter todos os nutrientes de que necessitam a partir de uma dieta equilibrada, como aquela que descrevemos a seguir e que é ilustrada pela Pirâmide Alimentar. Todavia, estão surgindo novas evidências acerca do papel dos antioxidantes e de outros tipos de vitaminas e de minerais na prevenção e no tratamento das doenças. No Capítulo 5 discutiremos em maior profundidade esse aspecto da medicina alternativa.

Por enquanto, vamos dar uma olhada nos fundamentos de uma alimentação saudável com base no programa da Pirâmide Alimentar.

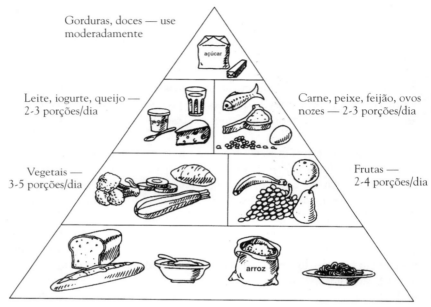

A Pirâmide Alimentar

Ter uma dieta equilibrada é uma importante parte de qualquer plano de prevenção e/ou tratamento — ortodoxo ou alternativo — para doenças do coração. Embora as pessoas tenham necessidades nutricionais diferentes, a Pirâmide de Alimentos do FDA, desenhada acima, oferece sólidas diretrizes gerais para ter uma dieta saudável, pobre em gordura e rica em carboidratos.

ALIMENTAÇÃO CORRETA PARA TER UM CORAÇÃO SAUDÁVEL

A Verdade sobre o Colesterol e a Gordura

Graças aos esforços da American Heart Association e de outras organizações de saúde, é de conhecimento geral que o consumo exagerado de colesterol e de gordura faz mal à saúde. E, todavia, existem ainda muitos conceitos equivocados sobre o que é o colesterol e sobre o modo como ele afeta o sistema circulatório. Isso nos leva ao **Mito nº 1: O colesterol causa doenças cardíacas.** Na verdade, nem todo colesterol é ruim, e colesterol não causa doença cardíaca — pelo menos não isoladamente.

FATOS SOBRE O CORAÇÃO

Muitas pessoas não fazem distinção entre gordura e colesterol quando, na verdade, trata-se de substâncias muito diferentes e que nem sempre são encontradas juntas no mesmo alimento. Cerca de 3/4 das calorias da polpa de coco crua provém das gorduras saturadas. Mas, como todos os alimentos vegetais, o coco não contém colesterol.

O colesterol é um lipídio essencial para diversos processos orgânicos vitais, incluindo a função nervosa, a reconstituição e a reprodução das células e a formação de vários hormônios, incluindo estrógeno, testosterona e o hormônio do *stress*, o cortisol. Como ele é tão importante para o corpo, o fígado trabalha duro para criar todo o colesterol de que precisamos a cada dia para poder sobreviver. Com efeito, o fígado produz cerca de 3.000 miligramas de colesterol novo a cada período de vinte e quatro horas, uma quantidade equivalente à contida em dez ovos.

E aqui está o problema: o corpo produz *todo* o colesterol de que precisa. Qualquer colesterol que você venha a consumir é "extra" e pode levar a problemas de saúde, se já houver uma quantidade suficiente de colesterol em sua corrente sangüínea. Além disso, os alimentos ricos em colesterol muitas vezes também são ricos em gorduras saturadas (discutidas a seguir) e muitas vezes são fritos, fazendo com que o colesterol seja convertido numa forma ativada ou perigosa.

O colesterol é transportado pela corrente sangüínea associado a outros lipídios e a certas proteínas. Quando combinadas, essas substâncias são chamadas lipoproteínas. Um tipo de lipoproteína, chamada de lipoproteína de alta densidade (HDL), é benéfica ao organismo porque leva o colesterol das células para o fígado, onde ele é então processado finalmente, eliminado do organismo. O HDL-colesterol é conhecido como o colesterol "bom".

Um outro tipo de lipoproteína, no entanto, é considerado prejudicial ao organismo. Chamado de lipoproteína de baixa densidade (LDL), esta substância transporta cerca de dois terços do colesterol circulante para as células. Esta é muitas vezes a "gordura" de que falamos quando nos referimos à placa que se acumula e causa aterosclerose. A proporção entre esses dois tipos de lipoproteína determina a quantidade de colesterol que circula pela corrente sangüínea e, portanto, o risco de se desenvolver a aterosclerose.

As pesquisas indicam que o LDL-colesterol pode se tornar prejudicial só depois de ter sido oxidado ou combinado com o oxigênio. A oxidação ocorre através de uma complicada reação química no organismo, um processo que pode ser evitado — ou, pelo menos, limitado — se você ingerir em abundância alimentos ricos em vitaminas B, particularmente a vitamina B_6, a vitamina B_{12} e o ácido fólico.

Nos alimentos o colesterol é encontrado principalmente nos produtos de origem animal, tais como carnes e derivados do leite, que tendem a ser ricos em gorduras e em calorias. Ademais, cozinhar os alimentos de um modo que os exponha ao oxigênio e/ou aumente sua temperatura a níveis elevados pode aumentar a quantidade de colesterol prejudicial que acaba por chegar à nossa corrente sangüínea. Com efeito, ovos cozidos duros ou moles e escaldados não parecem elevar os níveis de colesterol na maioria dos indivíduos, enquanto ovos mexidos ou fritos — uma forma de preparo que expõe a gema, rica em colesterol, tanto ao oxigênio quanto a temperaturas elevadas — pode aumentar significativamente os níveis de colesterol.

Um dos fatores mais importantes a serem considerados quando discutimos o impacto do colesterol sobre as doenças do coração é o seu relacionamento com a quantidade de gordura na dieta. As pesquisas sugerem que o excesso de gordura na corrente sangüínea pode atuar como um gatilho, estimulando o fígado a produzir mais colesterol, o qual, então, cai na corrente sangüínea.

Na verdade, o colesterol é apenas uma das várias substâncias gordurosas que podem prejudicar o organismo. Embora ouçamos todos os dias que gordura faz mal, permanece o fato de que precisamos consumir uma pequena quantidade de gordura — mais ou menos o equivalente a uma colher de sopa — para podermos sobreviver, o que derruba, portanto, o **Mito n° 2: Toda gordura é ruim**. Na realidade, as gorduras desempenham diversas funções vitais no organismo. Elas armazenam energia, ajudam a manter a pele e o cabelo saudáveis e transportam vitaminas lipossolúveis (A, D, E e K) pela corrente sangüínea. Elas também proporcionam ao organismo substâncias chamadas ácidos graxos essenciais, que são matéria-prima para diversos compostos hormonais, incluindo as prostaglandinas, que ajudam a regular a pressão arterial, a inflamação e outras funções corporais.

Em geral existem três tipos de gorduras — as saturadas, as monoinsaturadas e as poliinsaturadas — que são encontradas em quantidades variáveis em todos os alimentos que contêm gorduras. Pode ser bom conhecer o tipo de gordura que você está comendo, porque diferentes tipos de gordura atuam de forma diferente sobre os níveis de colesterol. Na embalagem dos alimentos industrializados, em geral, é indicado o tipo de gordura predominante, embora outros tipos de gordura possam também estar presentes.

As *gorduras saturadas* são encontradas em gorduras vegetais hidrogenadas e em produtos animais como leite integral, alguns queijos, manteiga, carne e creme de leite. Uma maneira de reconhecer uma gordura saturada é saber que ela é sólida em temperatura ambiente. O creme de amendoim industrializado e a margarina são dois exemplos. As gorduras saturadas devem ser evitadas; elas tendem a provocar uma elevação de 5% a 10% nos níveis sangüíneos de colesterol.

As *gorduras monoinsaturadas*, como o óleo de amendoim e o óleo de oliva permanecem líquidos à temperatura ambiente. Essas gorduras podem, na realidade, reduzir os níveis sangüíneos do LDL (o "mau" colesterol). O azeite de oliva, em especial, pode reduzir os níveis de LDL ao mesmo tempo que mantém inalterados os níveis de HDL (o colesterol "bom"), um benefício líquido para o corpo. (O óleo de amendoim, por outro lado, fará baixar tanto o HDL quanto o LDL, de modo que o benefício ao organismo será menor.)

As *gorduras insaturadas*, também chamadas de *gorduras poliinsaturadas*, são constituídas por óleos vegetais líquidos como o óleo de girassol, de milho, de soja e de gergelim. Gorduras insaturadas importantes para a dieta também são obtidas a partir de plantas e de peixes. Estas gorduras podem realmente baixar os níveis de colesterol do nosso corpo. Além do mais, as gorduras poliinsaturadas presentes no óleo de peixe — especialmente no caso de peixes de água fria, como o salmão — contêm um tipo especial de ácido graxo poliinsaturado chamado ômega-3, que o peixe obtém, comendo determinadas plantas. O ômega-3 oferece um benefício adicional: ele reduz a probabilidade de que o sangue venha a formar coágulos, diminuindo assim as chances de ocorrência de bloqueio arterial e ataque cardíaco.

Infelizmente, todas as gorduras são ricas em calorias e, por mais benéficas que possam ser para o nível de lipídios no sangue, elas provocarão excesso de peso, se você ingeri-las em demasia. Se você é como a maioria dos americanos que não se preocupa em reduzir a ingestão de gordura, você provavelmente está obtendo pelo menos 37% de suas calorias diárias a partir da gordura. Ao reduzir tanto quanto possível a ingestão de gordura você estará matando pelo menos dois coelhos com uma só cajadada. Ao reduzir gorduras você automaticamente reduzirá calorias, ajudando-o a perder peso, se for preciso, ou a manter esse peso, à medida que o metabolismo é reduzido com o passar dos anos.

Em segundo lugar, e igualmente importante, a redução da ingestão diária de todos os alimentos gordurosos vai ajudá-lo a se proteger contra o desenvolvimento da aterosclerose e da doença do coração, pois você automaticamente reduzirá o consumo de gordura saturada. Tenha em mente que, mesmo se você não estiver com excesso de peso, ainda assim talvez esteja consumindo uma quantidade excessiva de colesterol e de gordura, que circulam pela corrente sangüínea e acabam danificando os vasos.

Quando se caracteriza o consumo excessivo de gordura? As recomendações variam. The American Cancer Society afirma que não mais que 30% de todas as calorias consumidas a cada dia são obtidas a partir das gorduras e que, além disso, menos de 10% da caloria ingerida provêm de gorduras saturadas, mais de 10% vêm das gorduras poliinsaturadas e o restante é obtido a partir das gorduras monoinsaturadas.

Alguns profissionais de saúde defendem uma diminuição ainda mais drástica da ingestão de gorduras. Dean Ornish, M.D., diretor do eficiente "Programa de Esclarecimento sobre Doenças do Coração", no Centro Médico da University of California, sugere que as gorduras sejam reduzidas a menos de 10% da ingestão diária de calorias. Portanto, para o adulto médio, do sexo masculino, que ingere cerca de 2.500 calorias por dia, no máximo 250 calorias devem ser obtidas a partir das gorduras. Como cada grama de gordura contém 9 calorias, um plano de alimentação baseado em 10% de ingestão de gorduras permitiria o consumo de cerca de 27 gramas de gordura por dia, o equivalente à quantidade de gordura de uma bisteca de carne bovina de cem gramas, grelhada e sem acompanhamentos.

Para algumas pessoas, é difícil cortar tamanha quantidade de gordura. Para muitos de nós, a gordura é saborosa e faz os alimentos descerem mais

ALIMENTAÇÃO CORRETA PARA TER UM CORAÇÃO SAUDÁVEL 67

facilmente, coisa que aprendemos a apreciar. Além do mais, a digestão de gorduras é mais demorada e, portanto, proporciona-nos uma sensação de saciedade por períodos mais longos. Por fim, nosso estilo de vida agitado leva-nos a comer alimentos fritos em óleo, processados com gorduras saturadas e mantidos em estufas de lanchonetes de *fast-food*, fatores esses que levam a um perigoso aumento dos níveis sangüíneos de lipídios prejudiciais. Se você reduzir os níveis de gordura em sua alimentação, no entanto, você estará abrindo espaço para alimentos mais saudáveis, como cereais, frutas e vegetais, os quais poderão ser igualmente saborosos depois que as suas papilas gustativas acostumarem-se a eles.

RECOMENDAÇÕES SOBRE A INGESTÃO DE GORDURAS DE COLESTEROL

Procure limitar a sua ingestão diária de gordura a 10% ou 20% da sua ingestão diária de calorias. Se você come 2.000 calorias por dia, apenas duzentas a quatrocentas dessas calorias deveriam consistir de calorias derivadas da gordura. (Duzentas calorias equivalem a cerca de 21 gramas de gordura.)

- Fique longe de gorduras de origem animal como leite integral, queijos, carnes gordurosas e carnes de aves, as quais têm maior probabilidade de conter gorduras saturadas.

- Coma mais peixes gordurosos de águas frias, como salmão, arenque, linguado, atum e sardinhas. Eles protegem as artérias.

- Evite óleos hidrogenados, como margarinas e alimentos processados.

- Use óleos poliinsaturados (açafrão, milho, etc.) com moderação. Estes óleos precisam ser mantidos refrigerados e frescos para evitar oxidação.

- Cozinhe com óleo de oliva, canola ou outros óleos monoinsaturados, os quais terão menor probabilidade de sofrer oxidação.

- Grelhe ou asse seus alimentos. Não os frite.

- Acrescente duas a três cápsulas de vitamina E a cada garrafa de óleo para preservar seu frescor.

- Cozinhe os ovos com as gemas intactas (duros, moles ou escaldados) para impedir que o colesterol sofra oxidação.

MEDICINA NATURAL PARA DOENÇAS DO CORAÇÃO

- Não deixe os alimentos serem aquecidos por períodos prolongados.

- Descobriu-se que muitos alimentos comuns reduzem os níveis de lipídios no sangue e/ou aumentam o nível do benéfico HDL-colesterol. Coma mais feijões secos e legumes, maçãs e outras frutas ricas em uma fibra chamada pectina, alho e cebola, aveia e outros grãos ricos em fibras solúveis, abacates, iogurte desnatado, cogumelos pretos, ostras e amêndoas.

- Em vez de concentrar-se em cortar o colesterol, procure reduzir a ingestão de gorduras, de carboidratos refinados (veja abaixo) e de alimentos processados.

Carboidratos: os combustíveis do corpo

Os carboidratos formam a base da Pirâmide Alimentar. Todos os alimentos vegetais, incluindo grãos, frutas e legumes, contêm certa quantidade de carboidratos. Os carboidratos são a principal fonte de energia do organismo. Uma vez digeridos eles são quebrados e usados imediatamente como combustível pelas células, ou armazenados no fígado ou nos músculos para uso posterior. Quando o corpo precisa de energia ele recorre primeiramente às calorias dos carboidratos.

Existem três tipos principais de carboidratos — os simples, os complexos e as fibras alimentares. Os *carboidratos simples* são os açúcares que vêm das frutas e dos vegetais, do leite, da cana ou da beterraba. O açúcar de mesa, o mel refinado e o açúcar das frutas são todos formas de carboidratos simples. Durante o processo de refinamento, os carboidratos perdem boa parte de seu valor nutritivo, mas conservam as suas calorias.

Os *carboidratos complexos*, também conhecidos como amidos, são encontrados no pão, nos cereais, nos grãos, nas massas, nas frutas e nos vegetais. Embora a Pirâmide Alimentar inclua seções distintas para frutas e vegetais, eles são, na verdade, parte deste amplo grupo de carboidratos.

Tanto os carboidratos simples quanto os complexos são facilmente digeridos e convertidos em glicose, o principal combustível usado pelas células do corpo para produzir energia. Todavia, os carboidratos complexos são, por diversas razões, a melhor fonte de nutrientes para o corpo. Primeiro, os carboidratos complexos são absorvidos mais lentamente pela corrente sangüínea, porque o processo de digestão é mais complicado. Os carboidratos simples — os açúcares — precisam de menos digestão e, portanto, são absorvidos mais rapidamente pelas células; qualquer excesso de glicose é armazenado mais rapidamente na forma de gordura.

Em segundo lugar, os alimentos constituídos por carboidratos complexos são também geralmente pobres em gorduras, ricos em fibras dietéticas e vêm com muitos elementos nutritivos adicionais. Uma fatia de pão integral, por exemplo, contém não apenas carboidratos, mas também cerca de 2 gramas de proteínas, de fibras e de diversas outras substâncias nutritivas, incluindo riboflavina, tiamina, niacina, cálcio e ferro. Os carboidratos simples, por outro lado, em geral são encontrados em alimentos ricos em calorias e em gorduras, como os biscoitos e os bolos.

Em terceiro lugar, os problemas com os carboidratos simples e refinados vão além de seu baixo valor nutritivo e sua propensão para transformarem-se em gordura no corpo. A sacarose, a forma mais comum de açúcar, está associada a taxas mais elevadas de aterosclerose e a níveis maiores de lipídios, em comparação com uma dieta com igual quantidade de calorias obtidas a partir de amidos. Uma dieta rica em sacarose também está associada a níveis elevados de insulina no sangue. A insulina é o hormônio necessário para a conversão do açúcar em glicose, o combustível do corpo. Níveis elevados de insulina também estão relacionados a lesões das paredes arteriais, e o açúcar aumenta a agregação plaquetária. De fato, existem fortes evidências de que dietas ricas em carboidratos refinados estão mais associadas a doenças cardíacas do que dietas ricas em colesterol. Como se isso ainda não fosse suficiente, as dietas ricas em açúcar, na verdade, estimulam a excreção de minerais valiosos, como o cromo e o magnésio.

Uma crença que resiste ao tempo é o *Mito nº 3: Carboidratos fazem você engordar.* Na verdade, eles fazem justamente o contrário. Se os carboidratos que você come são carboidratos complexos, você provavelmente vai perder peso em vez de ganhar. Se você consome grande quantidade de carboidratos simples, por outro lado, dificilmente deixará de ganhar peso.

As *fibras alimentares* formam o terceiro grupo de carboidratos e estão presentes em cereais integrais, em frutas e em vegetais. As fibras não são quebradas pelas enzimas digestivas humanas e, portanto, não são absorvidas pela corrente sangüínea. Conquanto elas não proporcionem nenhum nutriente, as fibras ajudam na digestão e contribuem para manter o trato digestivo limpo e desimpedido.

As fibras alimentares, particularmente aquelas encontradas em frutas, também ajudam a reduzir a pressão arterial, embora ainda não esteja perfeitamente claro o modo como isso acontece. Elas talvez atuem reduzindo a quantidade de insulina que circula no sangue. Talvez elas também ajudem o corpo a eliminar mais sódio. Existem dois tipos de fibras, as insolúveis e as solúveis. As fibras insolúveis atuam como uma esponja, absorvendo muitas vezes o seu peso em água. Ao movimentar-se pelo aparelho digestivo elas empurram os alimentos ao longo do sistema digestivo e para fora do corpo, por meio das fezes. Este processo também pode ajudar a excretar substâncias conhecidas como ácidos biliares, que são enzimas digestivas produzidas pelo fígado e que contêm colesterol. As fibras solúveis, por outro lado, parecem ajudar a reduzir os níveis de gordura no sangue e, em alguns casos, também a aumentar os níveis de HDL. Os farelos de aveia e de arroz, por exemplo, contêm um tipo de fibra solúvel que parece ligar-se ao colesterol no aparelho digestivo. As cenouras, as maçãs e as *grapefruits* são todas ricas em pectina, um outro tipo de fibra solúvel que se revelou capaz de baixar o LDL e de aumentar o HDL.

RECOMENDAÇÕES SOBRE A INGESTÃO DE CARBOIDRATOS

* Segundo a American Heart Association e o Departamento de Agricultura dos Estados Unidos, nós deveríamos consumir cerca de 20 a 30 gramas de fibras por dia. Meia xícara de arroz integral contém 2,4 gramas de fibra, meia xícara de feijão contém cerca de 7 gramas e uma pêra grande quase 6 gramas de fibras.

* Carboidratos complexos, constituídos de grãos integrais, de vegetais e de frutas devem fornecer cerca de 50% a 60% das calorias que você ingere diariamente.

* Escolha alimentos ricos em fibras solúveis.

* Evite açúcares simples (incluindo xarope de glicose de milho, dextrose e frutose, freqüentemente adicionados a alimentos industrializados) e carboidratos simples (produtos de farinha de trigo branca).

Frutas e vegetais

Embora ocupando seções separadas na Pirâmide Alimentar do Departamento de Agricultura dos Estados Unidos, as frutas e os vegetais

ALIMENTAÇÃO CORRETA PARA TER UM CORAÇÃO SAUDÁVEL

freqüentemente são combinados nas discussões sobre nutrição porque eles contêm grande número de nutrientes em comum e nos proporcionam, de maneira geral, os mesmos benefícios para a saúde. As frutas e os vegetais, com poucas exceções, são pobres em gorduras e em calorias, ricos em fibras e repletos de vitaminas e de minerais. Com efeito, as frutas e os vegetais fornecem cerca de 92% da vitamina C e metade da vitamina A obtida a partir dos alimentos, enquanto contribuem com apenas 9% das calorias.

De modo geral, as frutas são mais ricas em açúcar e em calorias do que os vegetais. Por outro lado, alguns vegetais contêm níveis tão altos de carboidratos complexos que são classificados como féculas. Esses vegetais ricos em amido incluem as batatas, o milho, as ervilhas e alguns tipos de feijões (preto, fava, feijão comum), entre outros. Isto não significa que esses alimentos não sejam bons para você. Na verdade, os vegetais ricos em amido estão entre as melhores fontes de fibras e de vitaminas de que dispomos. Todavia, comparados com verduras, como a couve e o espinafre, que também têm uma grande quantidade de fibras, os vegetais feculentos são muito mais ricos em calorias.

Muitos terapeutas alternativos recomendam que se coma a maior quantidade possível de alimentos vegetais e que se reduza ou elimine a ingestão de carne e de alimentos de origem animal. Conforme você verá na seção a seguir, as dietas vegetarianas podem fornecer todos os nutrientes de que você necessita e sem as gorduras e outras substâncias químicas contidas nos produtos de origem animal. A farta ingestão de cereais e de frutas e de vegetais frescos — alimentos que por natureza são integrais e não-industrializados – vai proporcionar-lhe mais fibras, menos gordura, menor quantidade de açúcar e mais nutrientes.

Proteína: o bloco de construção da vida

O termo proteína vem da palavra grega *protos*, que significa "antes de mais nada". Realmente, as proteínas são encontradas em todas as células do corpo, constituem a segunda substância mais abundante no organismo de uma pessoa de peso normal e respondem por cerca de um quinto do peso de um adulto normal. A proteína é o principal componente dos músculos, dos órgãos, dos ossos, da pele, dos anticorpos, de alguns hormônios e de praticamente todas as enzimas (substâncias que aceleram as reações bioquímicas).

As proteínas são constituídas por compostos orgânicos. Existem 23 aminoácidos; o corpo consegue sintetizar todos eles exceto oito. Esses oito são chamados de "aminoácidos essenciais" e devem ser obtidos a partir da dieta. A carne, a clara de ovo, o leite e outros produtos animais são ricos em proteínas. Os alimentos de origem vegetal — especialmente os cereais e as leguminosas (alguns feijões e ervilhas) e certos vegetais — também contêm quantidades variáveis de proteínas, mas nenhum alimento vegetal contém todos os aminoácidos essenciais na proporção ideal para o ser humano. Não obstante, esses alimentos derivados de vegetais podem ser excelentes fontes de proteínas se combinados de forma a fornecer ao corpo todos os aminoácidos essenciais.

Embora talvez seja necessário pesquisar um pouco mais para se descobrir quais as combinações de cereais e de vegetais que constituem uma fonte completa de proteína, muitos profissionais de saúde estão aconselhando os seus pacientes com doenças cardíacas a aumentar o consumo de proteínas vegetais e reduzir o de proteínas de origem animal. Embora os produtos de origem animal pareçam a combinação mais equilibrada de proteínas, eles freqüentemente estão repletos de gorduras saturadas e calorias. Uma fatia de 30 gramas de queijo *cheddar*, por exemplo, contém 7 gramas de proteína, porém mais de 70% de suas calorias provêm da gordura. Mesmo no caso de um hambúrguer de baixas calorias e bem grelhado, aproximadamente 52% das calorias são derivadas da gordura. Isso nos leva ao **Mito nº 4: Proteína extra o faz ficar forte.** A verdade é exatamente o contrário: comendo mais proteína, especialmente proteína animal, você não vai aumentar sua força, desenvolver seus músculos ou melhorar seu desempenho físico. O excesso de proteína é em geral armazenado na forma de gordura.

Além do mais, dietas com elevado teor de proteína (como a dieta típica do americano) levam à perda de cálcio pelos rins, o que favorece o enfraquecimento dos ossos, mais conhecido como osteoporose. As proteínas animais (como a caseína, encontrada nos derivados do leite) tendem a aumentar o colesterol, enquanto as proteínas vegetais (como a obtida a partir da soja) contêm substâncias chamadas saponinas, que reduzem o colesterol. Os laticínios, na verdade, apresentam um outro problema. O leite homogeneizado está fortemente associado com a aterosclerose, inclusive o leite do tipo semidesnatado, com 1% de gordura. Existe um estudo experimental, que comprova a existência de uma enzima tóxica, chamada xantina-oxidase, no leite homogeneizado (embora não no leite desnatado) e que pode irritar a parede interna das artérias.

ALIMENTAÇÃO CORRETA PARA TER UM CORAÇÃO SAUDÁVEL 73

FATOS RELACIONADOS COM O CORAÇÃO

Você talvez fique surpreso ao ver como é fácil obter toda a proteína de que você precisa a partir de outros alimentos, além dos ovos e das carnes vermelhas. Uma porção de 120 gramas de massa, por exemplo, proporciona-lhe cerca de 20% da Ingestão Diária Recomendada de proteína, o mesmo que dois ovos grandes.

RECOMENDAÇÕES SOBRE A INGESTÃO DE PROTEÍNAS

A maior parte das proteínas deve ser obtida a partir de fontes não-animais, como o feijão. Felizmente, precisamos consumir uma quantidade relativamente pequena de proteína para atender a todas as nossas necessidades. As proteínas constituem cerca de 25% da dieta típica do americano, quase duas vezes a quantidade recomendada de 12% a 15%.

Derivados do leite: fontes de cálcio

A última porção da Pirâmide Alimentar da qual trataremos é a dos laticínios: leite, iogurte e queijo. Esses alimentos contêm grandes quantidades de um mineral essencial, o cálcio, que desempenha um importante papel no sistema cardiovascular. O cálcio é necessário para a coagulação adequada do sangue e também ajuda a manter a pressão sangüínea, controlando a contração dos músculos nas paredes dos vasos sangüíneos e no tecido cardíaco. O cálcio é também essencial para a saúde dos ossos, dos dentes e das unhas.

Embora a Pirâmide Alimentar recomende apenas duas porções de laticínios — cerca de 2 xícaras de leite ou 60 gramas de queijo — por dia, a maioria de nós negligencia este aspecto de nossa dieta, em parte porque os laticínios também tendem a ser ricos em gorduras e calorias. Para evitar consumir gordura em excesso, opte pela versão desnatada desses produtos. Se você tiver dificuldade para digerir o leite (uma enfermidade chamada de intolerância à lactose) ou simplesmente não gostar de derivados de leite, você pode obter o cálcio a partir de outros alimentos, incluindo sardinhas e verduras, tais como couve, nabiça e brócolis.

Se você não conseguir atender às suas necessidades diárias de cálcio através da sua dieta, vários tipos de suplementos de cálcio acham-se disponíveis. Discuta com seu médico ou terapeuta alternativo qual é o tipo de suplemento que talvez seja melhor para você e veja o Capítulo 5 para maiores informações.

RECOMENDAÇÕES DIÁRIAS

- A sua meta deve ser consumir 1.000 miligramas ou mais de cálcio por dia, uma quantidade que pode ser encontrada em 2 xícaras de leite ou iogurte desnatados.

- Procure acrescentar à sua dieta outras fontes de cálcio além dos derivados do leite.

Personalize seu programa de alimentação

Embora tenhamos dado a você algumas orientações sobre como planejar uma dieta tendo em vista a saúde do sistema cardiovascular, é essencial que você discuta as suas próprias necessidades com o seu terapeuta alternativo. Uma das vantagens de se escolher a medicina natural em vez do tratamento ortodoxo é a abordagem personalizada em relação à saúde e à doença. Deixe que o seu terapeuta use o seu conhecimento deste aspecto da medicina natural para ajudá-lo a criar um programa de alimentação que seja apropriado para você.

Como livrar-se das toxinas

Além dos alimentos que comemos, existem pelo menos três outras substâncias consumidas pelos americanos regularmente: fumaça de cigarro, café e álcool, todos relacionados às doenças cardiovasculares. No final deste capítulo trataremos da maneira de eliminar um outro fator de risco relacionados com a nutrição e as doenças cardiovasculares: a obesidade.

Tabagismo. Talvez pareça estranha a inclusão de informações sobre o fumo num capítulo que trata de nutrição, mas se pensarmos um pouco perceberemos que o cigarro introduz substâncias no sangue tal como faz a alimentação. Segundo o diretor-geral de Saúde dos Estados Unidos, o tabagismo é a causa individual de doença cardíaca mais passível de prevenção e é responsável por pelo menos 30% de todas as mortes relacionadas a doenças do coração que ocorrem a cada ano. Um famoso estudo sobre o assunto, denominado *Framingham Heart Study*, descobriu que os fumantes do sexo masculino têm um risco dez vezes maior de morrer por parada cardíaca do que os homens que não fumam; entre as mulheres, a taxa de mortalidade é cinco vezes maior do que para as mulheres não-fumantes.

Os riscos decorrentes da fumaça do cigarro começam com apenas um cigarro por dia e aumentam a cada cigarro fumado. Fumar de um a dez cigarros por dia dobra a taxa de mortalidade por doença do coração. Fumar de dez a vinte cigarros por dia aumenta a mortalidade em mais 25% e fumar mais de dois maços por dia triplica a taxa de mortalidade. Os fumantes têm uma taxa de morte por doença cardíaca 70% mais alta que a taxa relativa aos não-fumantes.

Existem mais de quatro mil substâncias identificadas na fumaça do cigarro — algumas altamente tóxicas e carcinogênicas. A nicotina é o principal ingrediente ativo da fumaça do cigarro. Quando você inala a fumaça do cigarro, a nicotina entra imediatamente na sua corrente sangüínea e chega ao seu cérebro dentro de seis segundos, onde mais de 15% dela é absorvida. A nicotina é um estimulante. Quando ela chega ao cérebro, ela envia sinais às glândulas supra-renais determinando a liberação de noradrenalina e adrenalina, as quais aumentam a pressão sangüínea. Seu coração bate mais rápido, bombeia mais sangue e as artérias trabalham mais vigorosamente para empurrar o sangue pelo corpo.

Além de ser uma causa direta do aumento da atividade do coração e dos vasos sangüíneos, o tabagismo também contribui para acelerar a aterosclerose. A nicotina e outras substâncias encontradas na fumaça do cigarro elevam as quantidades de gorduras e de colesterol que circulam na corrente sangüínea, as quais, como você sabe, formam placas sobre as paredes das artérias. De fato, demonstrou-se que o tabagismo aumenta em 10% os níveis de LDL no sangue.

A aterosclerose é também acelerada por um outro componente da fumaça do cigarro, o monóxido de carbono. Essa substância danifica as células que formam o revestimento interno das paredes das artérias, tornando-as mais suscetíveis ao acúmulo de placas.

Para piorar as coisas, o monóxido de carbono é transportado pela corrente sangüínea pelo mesmo componente do sangue — a hemoglobina — que transporta oxigênio. Quanto maior a quantidade de monóxido de carbono na corrente sangüínea, portanto, menos oxigênio é transportado para os órgãos vitais, incluindo o coração. O tabagismo causa também alterações químicas no sangue, fazendo com que ele fique mais viscoso. Essa viscosidade pode levar à formação de grandes coágulos sangüíneos, os quais podem causar tanto acidentes vasculares cerebrais como ataques cardíacos.

Recomendações sobre o Cigarro

- Se você fuma, pare o quanto antes. Existem diversos programas e métodos que foram desenvolvidos pela American Heart Association, pela American Sung Association e por outros grupos que podem ser úteis.
- Fale com o seu terapeuta sobre substâncias naturais, como a clorofila e o aminoácido L-glutamina, que podem ajudá-lo a parar de fumar.
- Acupuntura, hipnose e *biofeedback* têm sido usados com sucesso em programas contra o fumo, mas o primeiro passo é realmente convencer a si mesmo de que você quer parar. Você pode tentar qualquer uma dessas terapias. Parar de fumar só porque alguém lhe disse que isso é ruim não vai funcionar.

Café. Já foi demonstrado que beber mais de 3 xícaras de café por dia aumenta os níveis de lipídios no sangue, e mais de 5 xícaras por dia está fortemente associado à ocorrência de ataques cardíacos. Isto não acontece com o chá e com os refrigerantes à base de cola, de modo que a cafeína não é a única responsável. A pressão sangüínea também se eleva com essa quantidade de ingestão de café. Também aumenta a incidência de perturbações no ritmo cardíaco. Até o momento não está claro se o café descafeinado provoca menos malefícios.

Recomendações sobre o Café

- Limite a ingestão de café a no máximo três xícaras por dia.
- Pode ser mais prudente passar a beber café descafeinado.
- Se você sente necessidade de tomar uma bebida com cafeína, beba chá.

Álcool. Estudos recentes têm mostrado que beber moderadamente — ou seja, um ou dois drinques por dia — pode ter efeitos *benéficos* sobre o sistema cardiovascular. Este fenômeno foi apelidado de "paradoxo francês",

ALIMENTAÇÃO CORRETA PARA TER UM CORAÇÃO SAUDÁVEL

pois os benefícios do consumo de álcool para a saúde são particularmente evidentes entre os franceses, que têm taxas de mortalidade por doenças do coração muito menores que as dos americanos — apesar de terem uma alimentação com níveis de gordura iguais ou maiores.

Uma diferença fundamental entre a alimentação dos franceses e a dos americanos parece ser a quantidade de álcool — especificamente vinho tinto — consumido nas duas culturas. O vinho tinto aparentemente atua sobre o sistema cardiovascular, aumentando os níveis de HDL, o colesterol "bom". Os mecanismos através dos quais isto ocorre ainda não estão totalmente claros, mas os cientistas acreditam que determinadas substâncias químicas no álcool, conhecidas como fenóis, ajudam a metabolizar os lipídios e a eliminá-los mais rapidamente da corrente sangüínea. Em essência, portanto, o **Mito nº 5 — *Álcool é sempre prejudicial*** — é derrubado.

De fato, as pessoas que consomem um a dois drinques por dia tendem a ter a pressão sangüínea ligeiramente mais baixa do que aquelas que se abstêm completamente de beber. Isto sugere que a ingestão moderada de álcool pode ter um efeito favorável sobre a pressão sangüínea.

Todavia, mesmo o que é saudável pode ser prejudicial se consumido em excesso. Quanto mais álcool uma pessoa consome, depois do segundo drinque, mais ela se arrisca a prejudicar o sistema cardiovascular. A relação entre o consumo excessivo de bebidas alcoólicas — mais de dois ou três drinques por dia — e a pressão arterial elevada tem sido bem documentada. Vários estudos, incluindo o *Framingham Heart Study*, o *Los Angeles Heart Study* e o *Chicago Western Electric Study* mostraram que as pessoas que têm históricos de consumo elevado de bebidas alcoólicas durante um longo período tinham uma pressão sangüínea significativamente mais elevada do que a das pessoas que bebiam moderadamente ou eram abstêmios.

Se você tem hipertensão arterial, portanto, é melhor que limite a ingestão de bebida a uma quantidade mínima. Além de seus efeitos diretos sobre a pressão sangüínea, o álcool interfere de forma desfavorável em muitos medicamentos para controle da pressão sangüínea. Se você estiver tomando medicamentos, não se esqueça de conversar com seu médico sobre a ingestão de qualquer bebida alcoólica.

Recomendações sobre a Ingestão de Álcool
- Se você gosta de tomar um coquetel antes do jantar ou um ou dois copos de vinho às refeições, fique à vontade para continuar este hábito prazeroso e aparentemente inócuo.

- Se você é incapaz de lidar física ou emocionalmente com o álcool, se você tem uma história de alcoolismo na família ou se você simplesmente não gosta de beber, os riscos do álcool ultrapassam de longe os seus benefícios e você não deve se sentir pressionado a cultivar esse hábito.

Como perder peso

A obesidade é o principal fator de risco para as doenças cardiovasculares de todos os tipos. Cerca de 40% de todos os americanos são obesos ou estão 20% acima do peso ideal. Embora perder peso — e mantê-lo — possa ser extremamente difícil para muitos de nós, isto é *essencial* se quisermos manter a nossa saúde.

Antes de discutirmos como perder peso, devemos tratar primeiramente de como ganhamos alguns quilos a mais. Por que algumas pessoas tornam-se obesas e outras permanecem esbeltas, mesmo quando aparentemente estão ingerindo a mesma quantidade de alimentos? Parece que a genética, o metabolismo individual e toda uma série de outros fatores combinam-se para determinar a propensão de um determinado indivíduo para ganhar ou perder peso. Tal como a hipertensão arterial e as doenças do coração, a obesidade é um distúrbio que está associado a outras doenças — especialmente diabetes e aterosclerose — que também têm um componente hereditário e predispõem a pessoa às doenças cardíacas.

Em essência, porém, há uma fórmula simples. Para perder peso você precisa queimar mais calorias do que consome. Comer qualquer tipo de alimento — mesmo aqueles que parecem mais saudáveis, como frutas e vegetais — pode produzir ganho de peso se você consumir mais calorias do que gasta. O número de calorias de que um indivíduo precisa para atender às suas necessidades energéticas depende de diversos fatores, incluindo idade, peso e nível de atividade física.

Além do mais, *o que* você come é tão importante quanto a *quantidade* que você come. Na verdade, os alimentos não têm a mesma composição: se duas pessoas comerem a mesma quantidade de alimento em quilos num dia, mas uma delas ingerir 60% dos alimentos na forma de carboidratos complexos, enquanto a outra consumir suas calorias na forma de gordura, as duas muito provavelmente ficarão com peso e formas corporais muito diferentes.

ALIMENTAÇÃO CORRETA PARA TER UM CORAÇÃO SAUDÁVEL 79

Por quê? Em primeiro lugar, os carboidratos complexos são usados de forma mais eficiente do que a gordura e apresentam uma tendência muito menor de serem armazenados no corpo. Experimentos realizados na Faculdade de Medicina da University of Massachusetts, por exemplo, indicam que, se você consome um excesso de 100 calorias provenientes de carboidratos, 23 dessas calorias serão usadas simplesmente para processar o alimento e apenas 77 delas acabarão sendo armazenadas como gordura. Entretanto, parece que apenas 3 calorias são queimadas para processar e armazenar 100 calorias originárias da gordura.

Em segundo lugar, e mais importante, um grama de gordura fornece mais que o dobro de calorias que um grama de carboidratos: nove calorias para a primeira e quatro para a última. É por isso que 30 gramas de batatas fritas — processadas com gordura e contendo mais de 160 calorias — engordam mais do que uma quantidade igual de batatas assadas, que contêm 30 calorias e nenhuma gordura.

Por fim, conforme vimos, nem todos os carboidratos são iguais. Uma alimentação rica em açúcar e em farinha de trigo branca (carboidratos simples) estimulará o armazenamento de gordura. Ela também vai aumentar a fome por aumentar a quantidade de insulina circulando no corpo.

COMO MONTAR UM PROGRAMA DE ALIMENTAÇÃO SAUDÁVEL

A melhor maneira de comer bem e conservar um peso adequado — ou de perder peso, se necessário — é comer porções relativamente pequenas de uma grande variedade de alimentos e fazer exercícios físicos.

Regimes extravagantes, que prometem rápida perda de peso e concentram-se na ingestão de apenas alguns poucos alimentos selecionados, são perigosos por muitas razões. Ao concentrar-se tão somente em perder peso e não em aprender a se alimentar adequadamente, você muito provavelmente voltará a praticar os mesmos maus hábitos alimentares que o fizeram ganhar peso anteriormente. Este tipo de efeito "sanfona" é ao mesmo tempo perigoso e contraproducente. Uma rápida perda de peso impõe uma extraordinária tensão ao sistema cardiovascular e também muda a taxa metabólica do corpo, diminuindo de forma permanente a quantidade de calorias de que o seu corpo precisa para manter as funções vitais. É por isso que as pessoas encontram dificuldade para voltar a perder peso após um regime radical. Além do mais, depois que o corpo forma uma célula adiposa, ela pode ter seu tamanho diminuído, mas nunca é eliminada.

MEDICINA NATURAL PARA DOENÇAS DO CORAÇÃO

UM PROGRAMA DE ALIMENTAÇÃO SAUDÁVEL

As seguintes porções de proteína, de carboidratos, de frutas, de vegetais, de pães, de laticínios e de gordura vão proporcionar cerca de 1.300 calorias por dia, o suficiente para um adulto americano médio perder de meio quilo a um quilo por semana.

- 120 a 180 gramas de proteína magra (frango, peru, peixe, lentilhas, ervilhas secas, brotos e cereais, clara de ovo; evite carne vermelha, carne de porco, gema de ovo e castanhas, que têm uma grande quantidade de gordura e/ou de colesterol)
- 4 xícaras ou mais de vegetais frescos (ou congelados quando frescos, sem molho)
- 3 porções de uma fruta de tamanho médio
- 4 a 6 porções de alimentos ricos em amido, cada uma delas contendo no máximo 80 calorias (pão, massas, cereais, batatas, arroz, pipoca)
- Dois copos de 250 mililitros de leite ou iogurte desnatado ou duas fatias médias de ricota.
- Não mais do que duas colheres de sopa de óleo.

É importante que converse com seu terapeuta sobre seu programa de alimentação. Ele poderá fazer recomendações adicionais com base no exame clínico ao qual você foi submetido.

Dê mais uma olhada na Pirâmide Alimentar. Ao adaptar o controle adequado das porções, você pode usar a pirâmide para desenvolver um programa de alimentação saudável, seguro e eficaz para perder peso e, assim, livrar-se do **Mito nº 6: Contar calorias é a única maneira eficaz de perder peso.** A adaptação de um programa recomendado pela American Heart Association, descrito em linhas gerais acima, substitui o esforço muitas vezes tedioso de contar calorias e "fazer regime" por uma abordagem mais natural baseada no controle de porções e na variedade de alimentos. Observe a

ALIMENTAÇÃO CORRETA PARA TER UM CORAÇÃO SAUDÁVEL 81

inclusão de carboidratos complexos e de proteína magra; uma alimentação constituída apenas por carboidratos complexos pode causar fadiga e irritabilidade.

Observar cuidadosamente aquilo que você come — e reduzir a quantidade de alimentos que contêm açúcar ou gordura em sua dieta — poderá parecer-lhe um castigo, especialmente no começo. Com o tempo, todavia, você poderá se surpreender com o quanto está gostando desses alimentos deliciosos e saudáveis. Além do mais, à medida que você for perdendo peso você descobrirá que tem mais energia do que pensou que tivesse. Na verdade, mesmo antes de você perder peso, o seu compromisso com um estilo de vida saudável vai estimulá-lo a acrescentar um outro importante componente a qualquer programa de saúde cardiovascular: os exercícios físicos. No Capítulo 6 você vai aprender: os princípios da atividade física segura e eficaz e tudo o que ela pode fazer por seu coração e pressão arterial. Enquanto isso, no Capítulo 5 falaremos mais sobre o papel das vitaminas e dos minerais na prevenção e no tratamento das doenças cardiovasculares.

> *"Se existe algo sagrado,
> é o corpo humano."*
>
> **Walt Whitman**

Vitaminas e Minerais

5

Vitaminas e minerais são substâncias de que o seu corpo precisa para realizar uma ampla variedade de funções. Durante boa parte do século XX, acreditava-se que a maioria dos americanos obtinha, por meio da alimentação, todas as vitaminas e minerais de que necessitava. Evidências recentes, todavia, indicam que talvez precisemos ingerir uma dose maior de vitaminas e minerais por três razões: primeiro, a dieta do americano médio é constituída de alimentos ricos em calorias, mas pobre em nutrientes. Em outras palavras, não comemos uma quantidade suficiente de cereais integrais, de frutas e de vegetais para obter a quantidade mínima de vitaminas e de minerais de que o nosso corpo necessita para funcionar adequadamente.

Em segundo lugar, o nosso estilo de vida e o ambiente moderno consomem uma quantidade de nutrientes muita alta para que eles possam ser repostos mesmo através da dieta mais saudável. Os poluentes, por exemplo, esgotam os antioxidantes do corpo, o *stress* reduz o nosso suprimento de vitamina B e C, os corantes e conservantes bloqueiam a vitamina B_6 e o folato, e os metais pesados do solo, do mar e até mesmo de nossas restaurações dentárias podem interferir em nossa nutrição de oligoelementos. Uma dieta rica em proteína, açúcar, gordura e sódio também promove a excreção de nutrientes valiosos. O corpo tem de utilizar estas substâncias essenciais apenas para digerir e extrair a energia deste tipo de dieta.

Terceiro, parece que as necessidades padronizadas convencionais de ingestão de vitaminas e minerais, estabelecidas pela Food and Nutrition Board of the National Research Council, podem estar lamentavelmente subestimadas. Chamada de Ingestão Diária Recomendada, este padrão tem passado por diversas revisões desde que foi estabelecido pela primeira vez, na década de 40. Atualmente ele está sofrendo uma outra revisão com base em novas evidências, que indicam que a ingestão de quantidades muito maiores de certas vitaminas, chamadas antioxidantes, pode ajudar a prevenir numerosas doenças, incluindo câncer e doenças do coração.

Além do mais, aqueles que praticam a medicina alternativa sabem há séculos que as pessoas têm necessidades nutricionais diferentes, dependendo de seu metabolismo, do estilo de vida e dos imperativos médicos. O famoso cientista dr. Roger Williams chamou a este princípio de "individualidade bioquímica" e sua aceitação está-se disseminando, lenta porém firmemente, pelos corredores da medicina ortodoxa. Ele pode muito bem vir a influenciar o modo como vamos encarar as nossas necessidades nutricionais no futuro.

Por enquanto, é importante que todo americano preocupado com as doenças cardiovasculares esteja atento para o modo como as vitaminas e os minerais preservam as funções orgânicas e, então, o modo como elas agem sobre o coração, sobre o sangue e sobre os vasos sangüíneos.

O papel das vitaminas e dos minerais

As vitaminas são substâncias orgânicas encontradas em plantas e em animais. Falando de modo geral, o corpo não pode produzir vitaminas e, portanto, precisamos obtê-las por meio da alimentação ou do uso de suplementos vitamínicos. Existem aproximadamente quatorze vitaminas consideradas vitais para a vida e para diversos outros nutrientes cujos papéis estão apenas começando a ser reconhecidos.

Cada vitamina desempenha funções específicas, e a falta de uma determinada vitamina pode provocar um sutil problema bioquímico ou, em deficiências extremas, doenças graves. A baixa ingestão de vitamina D, por exemplo, pode produzir problemas no metabolismo do cálcio — como a

VITAMINAS E MINERAIS 85

osteoporose — e, nas crianças, pode produzir uma doença degenerativa nos ossos chamada raquitismo. Algumas vitaminas, como a B_6 e a E atuam sobre todas as células e funções do corpo sem que haja uma deficiência específica a elas associada.

Os minerais, por outro lado, são substâncias inorgânicas e os constituintes básicos da crosta terrestre. Carregados para o solo e para as águas subterrâneas, eles são absorvidos pelas plantas e consumidos pelos seres humanos. Dentre os mais de 60 diferentes elementos minerais que formam o corpo, existem cerca de 22 que são considerados essenciais. Sete destes — incluindo o cálcio, o cloreto, o manganês, o magnésio, o fósforo, o potássio, o sódio e o enxofre — são considerados os minerais principais. Os outros, chamados de oligoelementos, são encontrados em quantidade diminuta no corpo, mas sua importância está nessas pequenas quantidades.

Várias substâncias nutritivas são particularmente importantes em se tratando de saúde cardiovascular. Elas incluem os antioxidantes (vitaminas C, E e betacaroteno e os minerais zinco e selênio), a vitamina B_6, a niacina, o sódio, o potássio e o magnésio. No final do capítulo nós daremos algumas sugestões sobre a quantidade dessas vitaminas e minerais que pode ser benéfica para você. Todavia, é importante perceber que cada indivíduo tem necessidades específicas. Você deve discutir suas necessidades pessoais com o seu terapeuta alternativo e/ou nutricionista.

Vejamos agora qual o papel que as diferentes vitaminas e minerais desempenham na manutenção da sua saúde cardiovascular.

Antioxidantes. Estudos revelam que certas vitaminas, particularmente as vitaminas C, E e o betacaroteno (um precursor da vitamina A), podem ser particularmente úteis no combate às doenças. Estas vitaminas têm a capacidade de destruir certas moléculas prejudiciais no corpo — chamadas de radicais livres — e, assim, impedi-las de oxidar ou danificar os tecidos.

Um estudo sobre o papel dos antioxidantes nas doenças cardíacas foi feito por Joann Manson, M.D., e Charles Hennekens, M.D., da Harvard Medical School e do Brigham and Women's Hospital, em Boston. Após monitorarem a alimentação e o uso de vitaminas de 87 mil enfermeiras por mais de uma década, os pesquisadores descobriram que as mulheres cujo consumo de vitamina E estava acima dos 20% tiveram um risco 35% menor de ocorrência de doenças cardíacas, mesmo quando todos os outros fatores, como cigarro, pressão sangüínea e colesterol eram levados em conta.

Aquelas cujo consumo de betacaroteno estava acima 20% tiveram um risco 22% menor de doença cardíaca.

Estas vitaminas produzem diversos efeitos benéficos na luta contra as doenças do coração. A vitamina E tem a reconhecida propriedade de tornar as plaquetas menos viscosas protegendo, deste modo, o organismo contra a formação de coágulos prejudiciais. Ela também aumenta os níveis de HDL e protege os outros antioxidantes. A vitamina E tem sido usada com sucesso para tratar a claudicação, um problema causado pelo bloqueio de artérias das pernas por placas ateroscleróticas.

A vitamina C tem uma ampla gama de efeitos benéficos, incluindo contribuir para a quebra das gorduras e para a conversão do colesterol em ácidos biliares (reduzindo, assim, os níveis de colesterol no sangue). Ela também ajuda a reduzir a agregação plaquetária. A vitamina C também fortalece as paredes arteriais, protegendo-as contra lesões, aumenta os níveis de HDL e reduz a mortalidade causada por ataques cardíacos.

O mineral selênio também é considerado um antioxidante porque é necessário para o funcionamento adequado da importante enzima antioxidante glutationa peroxidase (que neutraliza a toxicidade de lipídios oxidados chamados de peróxidos lipídicos). Baixos níveis de selênio estão associados a altas taxas de doenças cardíacas ateroscleróticas. Esta situação fica pior quando os níveis de vitamina E são baixos. O selênio também torna as plaquetas menos viscosas.

O zinco é outro mineral necessário para o funcionamento adequado das enzimas antioxidantes e também torna as plaquetas menos viscosas. Todavia, em doses de moderadas para altas (acima de 50 miligramas por dia), ele reduzirá o HDL (o colesterol bom). Isto provavelmente se deve ao fato de que o zinco compete com o cobre, o qual parece contribuir para a redução do colesterol e para o fortalecimento do tecido conjuntivo na parede das artérias. Assim, as pessoas que tomam suplementos de zinco por várias razões (próstata, pele e função imunológica, por exemplo) sempre devem tomar também doses suplementares de cobre.

Nutrientes que contribuem para a pressão arterial elevada. Todos os minerais principais (sódio, potássio, cálcio e magnésio) contribuem de alguma forma para as doenças do coração e para a pressão arterial elevada. O *sódio*, um elemento metálico encontrado em quase tudo que comemos, está diretamente relacionado à hipertensão arterial, um dos principais fatores que contribuem para a ocorrência das doenças cardíacas. O sódio atua sobre a pressão sangüínea de duas maneiras: em primeiro lugar ele influencia a capacidade dos rins de excretar fluidos, aumentando, desse modo, o volume de fluidos no corpo; à medida que os níveis de fluido vão aumentando, o mesmo acontece com a pressão sangüínea. Em segundo lugar, ele estimula o sistema nervoso, fazendo com que este libere noradrenalina e adrenalina — os hormônios da reação de "luta-ou-fuga" — que também elevam a pressão sangüínea.

Se consumido em grandes quantidades ao longo do tempo, o sódio pode produzir um grande aumento na pressão sangüínea, embora a maioria das pessoas que usam sal em excesso elimine-o através da urina e da transpiração. (O sódio é o principal componente do sal de cozinha.) As pessoas que são sensíveis ao sal, por outro lado, tendem a reter sais e fluidos e, assim, têm suas pressões arteriais aumentadas. Acredita-se que a sensibilidade ao sal seja geneticamente determinada e ligada a baixos níveis de renina, um hormônio secretado pelo rim e que eleva a pressão sangüínea. Os pesquisadores acreditam que aproximadamente metade de todas as pessoas que tem hipertensão arterial são sensíveis ao sal; entre os afro-americanos a porcentagem é ainda mais alta – 70% ou 80%.

Ninguém nunca desenvolveu uma forma eficaz de diferenciar as pessoas que são sensíveis ao sal daquelas que não o são. Por essa razão, a maioria dos especialistas recomenda que *todos* nós deveríamos reduzir a ingestão de sal; e nós consumimos muito sal. Embora as reais necessidades fisiológicas de sódio sejam de 220 miligramas por dia, a maioria de nós consome vinte vezes esta quantidade (cerca de 5.000 miligramas por dia).

A principal fonte de sódio na alimentação do americano médio é o cloreto de sódio, comumente conhecido como sal de cozinha. Nessa forma, ele é usado como condimento e conservante e é encontrado em maior ou menor quantidade em quase tudo aquilo que comemos. Uma das primeiras coisas que você deveria fazer para reduzir a quantidade de sal que você consome é jogar fora o saleiro — não apenas o sal que você põe sobre a comida à mesa, mas também aquele adicionado aos alimentos durante a preparação.

O segundo passo para você reduzir o consumo de sal pode ser um pouco mais difícil: evite alimentos industrializados (incluindo sopas enlatadas, frutas, vegetais e refeições congeladas em cujo rótulo não exista especificamente a indicação "baixo teor de sódio"), restaurantes de *fast-food* e salgadinhos. É fundamental que você leia os rótulos para verificar o conteúdo de sódio: mesmo alimentos que não têm gosto salgado podem estar repletos deste elemento. Os cereais usados no café da manhã, por exemplo, são reconhecidamente ricos em sódio, assim como o queijo americano e o atum.

No início, você talvez tenha dificuldades para reduzir a ingestão de sal e poderá sentir falta do sabor salgado nos alimentos. Todavia, quanto mais tempo você ficar sem o sódio, menos sentirá a falta dele — e mais irá sentir o verdadeiro sabor dos alimentos. Para realçar o sabor natural dos alimentos, experimente usar condimentos e ervas como estragão, pimenta, manjericão, orégano, cominho, salsa, gengibre e outros. O sal marinho (encontrado em lojas de produtos naturais) é constituído por outros minerais além do sódio e pode ser um bom substituto se usado com moderação. Existem centenas de livros de receitas para pratos com baixo teor de sal, caso você queira fazer experiências com ervas, vinho e outros métodos culinários para ajudar a dar mais sabor à sua "vida-pós-sal".

Elemento químico essencial para a contração muscular e para outras funções orgânicas, o *potássio* também ajuda os rins a promover a excreção do sódio. Alguns médicos recomendam suplementos de potássio para ajudar a baixar a pressão arterial, particularmente quando combinados com o magnésio. O potássio é encontrado em altas quantidades na laranja e no suco de laranja, na manteiga de amendoim, nas ervilhas secas, no feijão, no iogurte, no melaço e na carne.

É possível prevenir a ocorrência de doenças cardiovasculares aumentando-se a ingestão de potássio? Provavelmente não. Felizmente, porém, o potássio é encontrado amiúde em alimentos pobres em sódio, de modo que, ao reduzir a ingestão de sódio, você automaticamente aumenta a sua ingestão de potássio. Uma vez reduzida a ingestão de sódio, os níveis naturalmente altos de potássio em sua dieta poderão ter um impacto maior na redução da sua pressão arterial. Não se esqueça de que o uso de suplementos de potássio é altamente controvertido, visto que um excesso de potássio (hipercalemia) pode causar problemas graves. Antes de tomar suplementos, converse com seu médico ou terapeuta alternativo para saber se você necessita ou não de mais potássio.

O *magnésio* é um mineral que ajuda a regular as funções dos nervos e dos músculos, incluindo o ritmo normal do coração. A descoberta do papel do magnésio para o bom funcionamento do coração e do sistema circulatório talvez seja o avanço isolado mais importante no tratamento dos problemas do coração. O magnésio é um mineral que atua em conjunto com o cálcio. O cálcio é responsável pela contração dos músculos e pela condução dos impulsos nervosos, e o magnésio é responsável pelo relaxamento dos músculos e dos nervos. Na verdade, o magnésio é um bloqueador natural de canais de cálcio que atua de forma muito semelhante à dos medicamentos bloqueadores de canais de cálcio freqüentemente usados em hipertensão arterial, insuficiência cardíaca e angina. O músculo cardíaco tem *quinze vezes* mais magnésio do que os outros músculos do corpo. Mas o papel do magnésio vai além dessa importante área. Ele também é necessário para a troca de oxigênio nos tecidos, além de reduzir o LDL e aumentar o HDL, atenuar o sistema nervoso simpático, de maneira parecida ao que é feito por medicamentos para o coração chamados betabloqueadores e inibir os processos que levam à aterosclerose, à agregação plaquetária e à formação de coágulos de fibrina na parede das artérias. Por fim, o magnésio freqüentemente ajuda a vitamina B_6 a executar suas importantes funções.

Considerando tudo o que o magnésio faz, não é de admirar que vários estudos tenham encontrado uma correlação entre baixos níveis de magnésio e aterosclerose, ataques cardíacos, hipertensão arterial, arritmias e, até mesmo, com a síndrome do prolapso da válvula mitral. Existem até mesmo dados indicando que a deficiência pré-natal de magnésio é responsável pela morte de crianças por causas cardiovasculares.

O magnésio é encontrado em carboidratos complexos, especialmente farelo de trigo, verduras cruas, castanhas e bananas, entre outros alimentos. Todavia, para aqueles dentre nós que têm aterosclerose ou algum outro tipo de doença cardiovascular, é difícil obter minerais suficientes através da dieta. Para piorar as coisas, a ênfase moderna no cálcio e na vitamina D tem o efeito de aumentar as necessidades que o corpo tem de magnésio para equilibrar o cálcio. Muitos nutricionistas sugerem uma proporção cálcio:magnésio de 1:1, em vez da proporção convencional de 2:1. Existem até mesmo evidências consistentes de que o magnésio é tão importante quanto o cálcio na prevenção da osteoporose.

Além das substâncias nutritivas discutidas até aqui, existem várias outras que desempenham um papel importante na prevenção e no tratamento das doenças cardiovasculares:

Cálcio. O cálcio, assim como os minerais que acabamos de ver, abaixa os níveis de lipídios sangüíneos e torna as plaquetas menos viscosas. Ele também ajuda a reduzir a pressão sangüínea, provavelmente por reduzir os níveis de um hormônio chamado hormônio da paratireóide. Este hormônio leva cálcio para os músculos, ajudando a aumentar a contração dos músculos da parede das artérias. Conforme dissemos acima, o cálcio funciona melhor associado ao magnésio.

Cromo. Lamentavelmente, há deficiência deste mineral nos solos dos Estados Unidos e, portanto, em nossa dieta. Mesmo quando comemos os tipos corretos de alimentos, é difícil para nós obtermos a quantidade correta de cromo que é necessária para o metabolismo do açúcar do sangue. Além disso, o cromo está associado a níveis elevados de HDL-colesterol e a uma redução dos níveis de LDL-colesterol, tendo sido demonstrado em animais que ele retarda ou, até mesmo, reverte a formação da placa.

Vitamina B$_6$. Demonstrou-se que esta vitamina abaixa o colesterol e reduz a agregação plaquetária, além de ajudar a levar oxigênio para o músculo cardíaco. Talvez sua maior importância esteja relacionada com a teoria do acúmulo de homocisteína. Esta teoria diz que a homocisteína, substância criada durante a metabolização do aminoácido metionina, irrita a parede arterial se não for eliminada. A teoria também diz que este acúmulo de homocisteína é mais freqüente do que pensamos. A vitamina B$_6$, juntamente com o ácido fólico, é fundamental para a conversão da homocisteína em um subproduto inócuo.

Niacina (vitamina B$_3$). A niacina pode ser eficaz na redução dos lipídios sangüíneos e para aumentar os níveis de HDL-colesterol. Segundo artigo publicado em 1986 no *Journal of the American Medical Association*, a niacina é o "primeiro medicamento a ser utilizado quando falha o tratamento por meio da alimentação" para reduzir os níveis de colesterol. O uso da niacina para tratar as doenças cardíacas pode resultar, todavia, em graves efeitos colaterais, e deve ser feito apenas sob os cuidados de um terapeuta experiente.

Ácidos graxos Ômega-3. Estes óleos, que são obtidos a partir de peixes de águas frias e também estão presentes no óleo de linhaça, reduzem os níveis de lipídios do sangue e previnem a agregação plaquetária. Todavia, devem-se tomar cuidados para evitar que os óleos fiquem rançosos, pois então eles se transformam em nocivos radicais livres. Mantenha o óleo de linhaça em refrigerador e grelhe — não frite — o peixe.

L-cisteína. Este aminoácido é um potente varredor de radicais livres.

L-taurina. Similar em função ao magnésio, este aminoácido melhora o relaxamento dos nervos e dos tecidos musculares e tem demonstrado um efeito positivo sobre arritmias e sobre a insuficiência cardíaca congestiva. É também possível que ele ajude a prevenir ataques cardíacos.

Colina e lecitina. Essas vitaminas B acessórias são em geral encontradas na natureza juntas com o colesterol (a gema de ovo, por exemplo, é

VITAMINAS E MINERAIS   91

rica em lecitina) e têm a reconhecida capacidade de reduzir os níveis de lipídios sangüíneos e, ao mesmo tempo, aumentar o HDL.

Os nutrientes do próximo grupo são sintetizados no corpo e, portanto, deveriam ser encontrados em quantidades adequadas. Conforme discutimos acima, porém, o estilo de vida moderno provoca deficiências em importantes componentes do corpo.

L-carnitina. Este aminoácido existe em alta concentração no músculo cardíaco, onde tem importância crucial para a oxigenação e para o metabolismo do tecido cardíaco. Demonstrou-se que o aumento da concentração de carnitina no coração melhora a circulação, reduz a angina, melhora a tolerância ao esforço físico, diminui as arritmias cardíacas e é útil nas cardiomiopatias (anormalidades na função do músculo cardíaco).

Coenzima Q-10 (Co-Q-10). Derivada do ácido pantotênico, uma vitamina do complexo B, esta substância transporta energia através dos tecidos e é essencial para o funcionamento das mitocôndrias celulares. As mitocôndrias são as minúsculas usinas de energia das células. Baixos níveis de Co-Q-10 estão associados a quase todas as doenças cardíacas, incluindo angina, hipertensão arterial, prolapso da válvula mitral e insuficiência cardíaca congestiva. Os exames do tecido do músculo cardíaco costumam indicar 50% a 75% menos Co-Q-10 nas pessoas que apresentam essas doenças. Mais importante ainda, a substância tem sido usada com sucesso para tratar doenças cardíacas e angina, hipertensão arterial, arritmias e cardiomiopatias. A Co-Q-10 reduz os lipídios sangüíneos, aumentando o HDL.

Sulfato de Condroitina. Este nutriente relativamente desconhecido é um constituinte da parede celular das artérias e parece ligar-se ao LDL, impedindo-o de ligar-se a uma placa que já esteja lá. Ele também tem propriedades anticoagulantes e contribui para a cicatrização dos ferimentos.

RECOMENDAÇÕES SOBRE OS NUTRIENTES

Cada ser humano é um indivíduo singular e, portanto, tem um conjunto distinto de necessidades nutricionais. É essencial que você discuta as suas próprias necessidades com o seu médico e/ou terapeuta alternativo antes de tomar suplementos de vitaminas ou minerais.

Os nutrientes são mais bem utilizados quando combinados entre si; caso contrário, outras deficiências podem ser produzidas. Além disso, vários nutrientes estão associados a efeitos colaterais. De modo geral, um programa nutricional que use doses maiores do que aquelas recomendadas aqui somente deve ser seguido sob a supervisão de um terapeuta experiente. Note, por favor, que as recomendações feitas a seguir referem-se à dosagem diária.

- *Vitamina A/betacaroteno*: 15.000 unidades internacionais (UI), sendo preferível o betacaroteno. Se usar vitamina A, escolha a forma palmitada, solúvel em água e que não se acumula tão facilmente no fígado.
- *Vitamina C*: 250-3.000 miligramas (mg) têm sido usadas com segurança. Observe, por favor, que quanto maior for a dose, maior também será o risco de ocorrer irritação gástrica.
- *Vitamina D*: 400 UI.
- *Vitamina E*: 200-800 UI. A vitamina E é uma das poucas vitaminas para as quais a forma natural (chamada D-alfa-tocoferol) é nitidamente superior à forma sintética (chamada DL-alfa-tocoferol). Cuidado, doses de vitamina E que ultrapassem 1.200 UI por dia podem aumentar a pressão sangüínea.
- *Vitaminas do complexo B*: 25-100 mg em um comprimido de liberação gradual ou quantidades menores tomadas várias vezes ao dia até chegar a este nível.
- *Vitamina B_6*: 10-50 mg por dia têm produzido efeitos positivos no tratamento da doença cardiovascular.
- *Vitamina B_Σ (niacina)*: A niacina causa rubor, e o tratamento com niacina deve ser iniciado lentamente. Cerca de 100 mg tomados às refeições é a dose inicial recomendada, a qual é aumentada gradualmente sob supervisão. As doses que revelaram a capacidade de reduzir os níveis de colesterol variam de 3.000 a 6.000 mg. Observe, por favor, que uma nova forma de niacina, chamada de hexaniacinato de inositol talvez tenha os mesmos efeitos positivos da vitamina B_3 mas sem os efeitos colaterais. Converse com o seu médico ou nutricionista.
- *Sódio*: A alimentação deve conter 2 gramas de sódio ou *menos* por dia.
- *Potássio*: As recomendações para a alimentação estão em torno de 5.500 mg por dia. Suplementos de potássio, geralmente em doses de 99 mg, podem ser tomados várias vezes ao dia.
- *Cálcio*: 1.000 mg, aumentados para 1.500 mg em mulheres grávidas, lactantes e pós-menopausadas. Boas formas de cálcio são o lactato, gluconato e citrato.

VITAMINAS E MINERAIS 93

- *Magnésio*: O magnésio deve ser equilibrado na proporção de um para um com o cálcio, especialmente em indivíduos com problemas cardíacos. Doses de magnésio de até 600-800 mg podem ser usadas com segurança, em geral na forma de citrato, gluconato, aspartato ou quelato.
- *Zinco*: 25-30 mg. Quelato e picolinato são boas formas de zinco.
- *Cobre*: 2 mg devem ser tomados longe do momento da ingestão do zinco.
- *Selênio*: 200 microgramas (ug). O selênio é tóxico em doses elevadas.
- *Cromo*: 200-300 ug. O picolinato de cromo pode ajudar a perder peso e reduzir a dose necessária de niacina.
- *L-taurina*: 500-2.000 mg entre as refeições.
- *L-cisteína*: 500-2.200 mg entre as refeições.
- *L-carnitina*: 500-1.500 mg entre as refeições.
- *Co-Q-10*: 30 mg 1-3 vezes ao dia.
- *Panteteína*: 100-1.200 mg.
- *Ácidos graxos Ômega-3*: 1.000-10.000 mg (com 150-1500 EPA, a forma ativa do ácido graxo).
- *Sulfato de condroitina*: Ainda não está bem claro qual é a porcentagem de absorção do sulfato de condroitina; as doses geralmente prescritas variam de 25 a 100 mg.

No próximo capítulo, vamos aprender mais sobre a segunda das nossas três estratégias de "primeira linha" para combater as doenças cardíacas: aumento de atividade física. De fato, em janeiro de 1993 a American Heart Association considerou o sedentarismo como sendo um dos três principais fatores de risco para ataque cardíaco e acidente vascular cerebral, logo depois do tabagismo e dos níveis elevados de colesterol. A prescrição para *todos*, portanto, é exercício.

"Vive mais quem respira mais ar."

Elizabeth Barrett Browning

A Prática de Exercícios Físicos para Ter um Coração Saudável

𝒫ara o corpo humano, oxigênio é energia e vida. Com efeito, o alimento que comemos seria inútil se não houvesse oxigênio para quebrá-lo, de modo a torná-lo disponível para todas as células do nosso corpo na forma de energia. Trocando em miúdos, sem oxigênio as células morrem e os órgãos param de funcionar. Bastam quatro minutos sem oxigênio e o cérebro sofre lesão irreversível. Se o tecido cardíaco for privado de oxigênio, o resultado é um ataque cardíaco.

Em muitas filosofias orientais, incluindo a Medicina Ayurvédica e a Medicina Chinesa, a respiração é mais do que uma maneira de manter fisicamente a força vital das células, do ponto de visita físico. Ela também é o veículo da energia cósmica original responsável pela existência de todas as coisas. De acordo com essas tradições, a quantidade de ar que respiramos controla a quantidade de energia que age sobre a saúde do corpo e da mente, conforme veremos em capítulos posteriores. Neste capítulo nós nos concentraremos especificamente no modo como o aumento da captação de oxigênio, através dos exercícios físicos, pode melhorar a saúde do nosso sistema cardiovascular e, assim, prevenir ou reverter doenças cardíacas.

Respiramos em média cerca de 20.000 vezes por dia. A cada vez que enchemos os pulmões de ar, trilhões de moléculas de oxigênio entram em nossos pulmões e passam para a corrente sangüínea através de pequenos sacos aéreos chamados de alvéolos. Depois de chegar ao sangue, o oxigênio liga-se à hemoglobina, a parte da célula vermelha do sangue que é rica em ferro. O sangue é então bombeado para os tecidos de todo o corpo. Depois de chegar às células, o oxigênio combina-se com o açúcar do sangue — ou glicose — para promover diminutas reações de combustão no interior das células; estas reações liberam a energia de que as células precisam para funcionar.

A quantidade de ar que você respira depende das necessidades de oxigênio do seu corpo. Durante períodos de inatividade, o adulto médio respira cerca de 10 a 14 vezes por minuto, recebendo aproximadamente de 4 a 6 litros de ar. Durante exercícios físicos vigorosos e continuados, por outro lado, o mesmo adulto respira cerca de duas vezes mais rápido e muito mais profundamente, aumentando a absorção para 75 litros de ar por minuto.

Como absorver uma quantidade maior do oxigênio vital

Você respira mais quando faz exercícios porque os seus músculos comunicam ao seu cérebro que você precisa de mais energia — e, portanto, de mais oxigênio — para realizar o trabalho. Por sua vez, o cérebro manda o coração bombear mais sangue e a pressão arterial eleva-se (temporariamente), para que mais sangue oxigenado seja levado aos músculos e a outros tecidos.

O exercício muitas vezes é visto como um processo monótono e doloroso, especialmente pelas pessoas que mais necessitam dele. Quando corretamente realizado, todavia, o exercício regular logo torna-se um hábito positivo que ajuda a prolongar a vida. O aumento da atividade física está associado a uma vida mais longa e pode melhorar muito a qualidade de vida tanto das pessoas mais velhas quanto dos jovens. Ele permite-lhe entrar em contato íntimo com o seu corpo, sentindo seus músculos ficarem mais fortes, o coração bater com mais força e a tensão, acumulada ao longo do dia, desaparecer. Para muitas pessoas o exercício é um período em que o intelecto é relegado a uma posição secundária em relação ao corpo físico. Na verdade, o exercício proporciona uma base sólida para uma vida mais saudável e muito mais satisfatória sob todos os aspectos.

A PRÁTICA DE EXERCÍCIOS FÍSICOS PARA TER UM CORAÇÃO SAUDÁVEL   97

Os benefícios puramente físicos do exercício são numerosos: o coração é capaz de bombear mais sangue e os vasos poderão levar mais oxigênio às células de todo o corpo de uma maneira mais eficaz. Com o tempo os níveis de colesterol do sangue são reduzidos e a proporção de HDL (o colesterol bom) com relação ao LDL (o colesterol ruim) é elevada. Isto vai ajudar a reduzir a aterosclerose, um dos principais fatores de risco para o ataque cardíaco e os acidentes vasculares cerebrais. Foi demonstrado que os exercícios reduzem a pressão sangüínea a longo prazo e aumentam o fluxo de sangue para as menores veias e artérias, assegurando deste modo que todas as células do corpo recebam uma boa quantidade de nutrientes.

O próprio coração também beneficia-se com uma boa atividade física: como os músculos precisam de mais oxigênio quando estão trabalhando, o coração tem de bombear com mais força para levar mais sangue oxigenado até eles. Normalmente o coração bombeia aproximadamente 5,7 litros de sangue por minuto em um adulto médio mas, quando o corpo está se exercitando, o volume de sangue que passa pelo coração chega a aproximadamente 24 litros por minuto. Este trabalho extra fortalece o músculo cardíaco; quanto mais forte ele fica, menos tem de trabalhar para atender às necessidades de oxigênio do corpo.

Além do mais, o exercício proporciona importantes benefícios psicológicos e emocionais. As pessoas que se exercitam descobrem que não apenas sentem-se melhor fisicamente como também têm uma renovada sensação de bem-estar emocional durante e entre as sessões de exercício. O indivíduo que aprende a fazer dos exercícios um hábito regular em sua vida em geral tem sua auto-estima elevada ao estabelecer e atingir novas metas de exercício.

Parte da razão pela qual o exercício é tão agradável é o fato de que certas substâncias químicas do corpo — chamadas endorfinas e dotadas da propriedade de atenuar a dor e de induzir uma euforia moderada — são liberadas sempre que o corpo sente dor, incluindo o pequeno desconforto que surge durante atividades físicas vigorosas, quando os músculos começam a se cansar e a "queimar". Produzidas na medula espinhal e no cérebro, as endorfinas servem como um perfeito exemplo do poder do corpo de retornar, por si mesmo, ao estado de equilíbrio, e talvez sejam a razão pela qual o exercício parece reduzir a ansiedade e o *stress* nas pessoas que praticam exercícios físicos regularmente. Os fumantes que se exercitam acham mais fácil abandonar o cigarro. Os terapeutas freqüentemente prescrevem exercícios a seus pacientes deprimidos. E pessoas que fazem regime e se exercitam sentem muito menos fome e têm mais confiança na própria capacidade de atingir as suas metas de perda de peso do que tinham quando eram sedentárias.

É importante notar que o exercício não precisa ser exigente ou elaborado para ser eficaz: um estudo recente do Centro de Pesquisas em Nutrição Humana e Envelhecimento do Departamento de Agricultura dos Estados Unidos, realizado na Tufts University, mostrou que os não-atletas que simplesmente movimentam-se mais no dia-a-dia tinham menos gordura corporal do que aqueles que eram mais sedentários.

Isto significa que o simples acréscimo de algumas tarefas um pouco pesadas na vida diária — como jardinagem feita com movimentos particularmente vigorosos, serviço doméstico enérgico ou mesmo o hábito de subir diariamente pelas escadas em vez de tomar o elevador, no local de trabalho — representará um grande progresso rumo à saúde cardiovascular. Um estudo publicado no *Journal of the American Medical Association*, em novembro de 1989, mostrou que o exercício moderado — definido como trinta minutos por dia de atividade leve, como caminhar e cuidar do jardim — é quase tão benéfico para a saúde quanto os exercícios de alta intensidade, como a aeróbica de alto impacto e o *jogging*. Além do mais, o exercício moderado é muito mais seguro do que as atividades de alta intensidade para as pessoas que já têm um diagnóstico de doença cardíaca ou que vêm levando uma vida sedentária nos últimos meses ou anos.

Exercícios para ter um coração saudável

Existem essencialmente dois tipos básicos de exercícios: o aeróbico e o anaeróbico. O propósito do exercício aeróbico é melhorar a saúde cardiovascular, forçando o corpo a levar quantidades maiores de oxigênio para os músculos que estão em atividade. De fato, a palavra aeróbica é derivada da palavra grega que significa "ar".

Os exercícios anaeróbicos (exercício "sem ar"), por outro lado, procuram fortalecer os músculos do indivíduo. Como esses exercícios requerem mais oxigênio e com maior rapidez do que a respiração pode fornecer, os músculos utilizam suas fontes próprias de energia, armazenada nos tecidos, e não necessitam que o corpo aumente o seu suprimento de oxigênio. Também conhecido como condicionamento muscular ou treinamento com

A PRÁTICA DE EXERCÍCIOS FÍSICOS PARA TER UM CORAÇÃO SAUDÁVEL   99

pesos, o exercício anaeróbico procura construir massa muscular e manter o corpo forte e flexível.

Além de discutir esses dois tipos básicos de exercícios, este capítulo vai também apresentar os benefícios físicos da yoga, um sistema de exercício de meditação desenvolvido em grande parte na Índia. Algumas posturas da yoga trabalham diretamente para aumentar a circulação, ajudando a fortalecer os vasos sangüíneos e o tecido cardíaco; essas posturas serão ilustradas neste capítulo. Dependendo da velocidade e intensidade com que os exercícios são realizados, a yoga pode tanto ser aeróbica como anaeróbica. (No Capítulo 7 você vai descobrir os atributos espirituais e meditativos da yoga e sua relação com o relaxamento e com a redução do *stress*.)

Em termos gerais, o exercício aeróbico é considerado o mais benéfico para o sistema cardiovascular porque aumenta a quantidade de oxigênio recebida pelo corpo. Na verdade, os efeitos dos exercícios aeróbicos — que usam grandes grupos de músculos para fazer o coração bombear e os pulmões encherem-se de oxigênio — são substanciais. Com os exercícios aeróbicos, o seu corpo aprende a queimar gordura de forma mais eficiente para produzir energia, um claro benefício para as pessoas que estão tentando perder os quilos a mais para reduzir a carga que o peso extra impõe sobre o sistema cardiovascular.

Novos estudos indicam que a combinação de aeróbica com algum treinamento com pesos (exercício anaeróbico) talvez seja a melhor maneira de se conquistar saúde e boa forma — especialmente se você estiver com excesso de peso. O músculo é metabolicamente mais ativo do que a gordura, o que simplesmente significa que o corpo precisa queimar mais calorias para alimentar e nutrir o tecido muscular do que para manter a gordura. Portanto, quanto mais músculos você tiver, mais calorias serão queimadas a cada dia.

Além do condicionamento cardiovascular e muscular, muitas pessoas estão acrescentando à sua rotina um outro componente — muitas vezes negligenciado — de um saudável plano de exercícios: o alongamento. Acredita-se que uma boa flexibilidade proteja os músculos contra distensões e rupturas; músculos curtos e tensos estão mais sujeitos a sofrer distensões. Os exercícios da yoga, que alongam os músculos de forma lenta e regular, ao mesmo tempo que enviam um suprimento de oxigênio maior para as células, em virtude da respiração profunda, são particularmente eficazes para promover a flexibilidade e aumentar a circulação.

EXERCÍCIOS AERÓBICOS

Os exercícios aeróbicos geralmente envolvem o funcionamento de grandes grupos de músculos, tais como os músculos das pernas, durante um período prolongado, em geral acima de vinte minutos, em ritmo moderado e regular. Entre os melhores exercícios aeróbicos estão a caminhada, o *jogging*, a dança aeróbica, o ato de subir escadas e tipos de exercícios aeróbicos como subir degraus, esquiar, pular corda e andar de bicicleta numa certa velocidade. Conforme discutiremos a seguir, caminhar com passos decididos e ritmados é a maneira mais fácil, segura e saudável de fazer o seu coração bombear mais sangue e seu corpo queimar mais calorias.

Qualquer que seja o tipo de exercício aeróbico que você escolher, deverão ser satisfeitos três critérios básicos: *intensidade, duração* e *freqüência*. É importante observar que estas são as metas ideais: você não deve ter esperança de alcançar todas as três na primeira semana em que você começar a exercitar-se. O segredo para se praticar exercícios de forma segura e eficaz é começar devagar e, aos poucos, ir aumentando o seu ritmo. Vamos agora examinar cada um dos três critérios que devem orientar os exercícios aeróbicos.

Em primeiro lugar, para que tenha um efeito máximo sobre o sistema cardiovascular, o exercício aeróbico deve ter uma *intensidade* suficiente. Você deve exercitar-se em um nível de intensidade chamado de freqüência cardíaca-alvo — ou a freqüência cardíaca em que seu coração deve trabalhar para proporcionar benefícios à saúde do seu sistema cardiovascular. Nessa freqüência você vai queimar cerca de trezentas calorias em trinta minutos.

As freqüências cardíacas-alvo são calculadas usando-se uma fórmula simples. A sua freqüência cardíaca-alvo está entre 70% e 85% de sua freqüência cardíaca máxima; esta última é calculada, subtraindo-se a sua idade de 220. Para o indivíduo médio de 30 anos de idade, portanto, a freqüência cardíaca máxima seria 220 – 30, ou 190; a faixa da freqüência cardíaca-alvo seria de 133 a 162 batimentos por minuto ou 70% a 85% da freqüência cardíaca máxima.

Você pode determinar se está ou não dentro da sua zona-alvo, tomando o pulso imediatamente após o exercício. Algumas pessoas preferem tomar o próprio pulso periodicamente durante a sessão. A maneira mais fácil de sentir o seu pulso é colocar sobre ele dois dedos (não o polegar, pois ele também é um ponto em que pode tomar o pulso e pode prejudicar a precisão da leitura). Conte as pulsações durante 10 segundos e multiplique esse número por seis. Se a sua freqüência de pulsações estiver abaixo da sua faixa-alvo, você deve aumentar a intensidade ou a duração dos exercícios. Se o seu

A PRÁTICA DE EXERCÍCIOS FÍSICOS PARA TER UM CORAÇÃO SAUDÁVEL   101

pulso estiver acima de sua freqüência-alvo, reduza o ritmo até que o seu pulso fique na faixa adequada.

Além de ser feita com a intensidade adequada, cada sessão de exercícios aeróbicos deve ter uma *duração* de vinte a trinta minutos, especialmente se você estiver tentando perder peso. Quando você começa a se exercitar os músculos recorrem às rápidas fontes de energia existentes no interior de suas próprias células, às quais eles podem ter acesso mesmo que o suprimento de oxigênio no organismo não aumente. Quanto maior a duração do exercício, porém, de mais oxigênio você necessitará, mais vigorosamente o seu coração vai bombear e mais o seu corpo vai recorrer à energia armazenada na forma de gordura. Uma vez mais, você não deve preocupar-se caso ainda não seja capaz de exercitar-se durante trinta minutos; comece devagar e vá aumentando o ritmo gradativamente.

Por fim, para alcançar benefícios cardiovasculares duradouros, você deve exercitar-se *regularmente*. Você deve procurar exercitar-se de três a cinco vezes por semana, de preferência dentro da sua faixa de freqüência-alvo, durante cerca de meia hora. Não desanime se, inicialmente, você não conseguir cumprir essa programação: sempre que movimentar o seu corpo você estará fazendo algo de positivo para a sua saúde, mesmo se isso for feito apenas durante dez minutos por dia. Por outro lado, para sentir realmente uma diferença no modo como você se sente em relação ao seu corpo e à sua saúde, você precisará fazer dos exercícios uma parte regular de sua vida.

DICAS PARA A PRÁTICA DE EXERCÍCIOS

Programe o horário dos seus exercícios com cuidado, especialmente se você viver numa cidade cujo ar esteja poluído por toxinas potencialmente maléficas, como o monóxido de carbono, o dióxido de enxofre e o ozônio. Embora ainda não esteja provado que a exposição constante aos poluentes durante o exercício pode resultar em doença ou em problemas nos pulmões, é mais prudente evitar a prática de exercícios próximo a locais de tráfego moderadamente pesado ou durante o início da tarde, quando os níveis de ozônio tendem a ser mais elevados. Se você não conseguir fazer sua caminhada ou *jogging* ao ar livre nos horários mais saudáveis, considere a possibilidade de procurar uma academia de ginástica e exercitar-se em local fechado.

Por isso, é fundamental que você escolha uma atividade da qual goste. Pense desta maneira: se você exercitar-se três vezes por semana durante trinta minutos por sessão, no final de um ano você terá subido escadas, praticado *jogging* e pulado corda durante cerca de setenta e oito horas — o equivalente a duas boas semanas de trabalho. Se você for como um número cada vez maior de americanos, optará por uma das mais eficazes, seguras e agradáveis atividades aeróbicas conhecidas: caminhar.

CAMINHE RUMO À SAÚDE

Você sabia que caminhar um quilômetro e meio queima apenas 15% de calorias a menos do que fazer *jogging* por essa mesma distância? E que caminhar, mesmo em passos lentos, queimará 80 calorias por hora? As lesões são minimizadas em relação ao que acontece durante a prática de *jogging* ou de corridas, as caminhadas podem ser feitas a qualquer hora do dia e em qualquer parte do mundo, e o seu ritmo natural pode estimular os atributos meditativos dos exercícios.

Se você resolver adotar as caminhadas como parte de sua rotina de exercícios, siga estas sugestões simples:

Comece devagar. Se você é sedentário, mas saudável, comece com caminhadas de 1,5 quilômetro, a uma velocidade de 4,5 quilômetros por hora, o que significa que você deve fazer 1,5 quilômetro em vinte minutos. Ao longo de um mês, aumente aos poucos a distância percorrida para 4,5 quilômetros a um ritmo de aproximadamente 6 quilômetros por hora (cerca de dez minutos por quilômetro). Procure fazer caminhadas de três a cinco vezes por semana.

Use calçados adequados. Embora não haja necessidade de gastar muito dinheiro em sapatos ou tênis extravagantes, você deve escolher um calçado que tenha um arco rígido e algum acolchoamento para o calcanhar e para os metatarsianos. Esse apoio irá ajudá-lo a manter o seu corpo alinhado enquanto você caminha.

Varie seu trajeto e sua rotina. Se possível, reserve algum tempo para planejar dois ou três trajetos diferentes, para evitar ficar entediado ao caminhar pelos mesmos lugares todos os dias. Quando seu desempenho físico melhorar, procure caminhar em áreas com aclives ou declives. Você vai queimar mais calorias e o seu coração vai trabalhar com mais vigor ainda, quando estiver subindo um aclive. Mesmo descer uma colina requer um esforço cerca de quatro vezes maior do que aquele necessário para se caminhar numa superfície plana.

A PRÁTICA DE EXERCÍCIOS FÍSICOS PARA TER UM CORAÇÃO SAUDÁVEL   103

Use tanto os braços como as pernas. Depois que começar a caminhar sem esforço numa velocidade de aproximadamente 5 quilômetros por hora, você talvez esteja pronto para aumentar os benefícios aeróbicos de sua atividade, acrescentando um componente relativo à parte superior do corpo. Balançar os braços vigorosamente, acompanhando o ritmo dos passos, aumentará a sua freqüência cardíaca, assim como usar pesos leves (meio quilo) nos braços ou nas mãos.

Contemple o seu ambiente. Enquanto caminha, você tem tempo e oportunidade de observar as vizinhanças e apreciar a natureza. Quem sabe pela primeira vez, desde a infância, você poderá observar as árvores e as flores do parque, a arquitetura dos edifícios que margeiam as ruas da cidade e a qualidade do ar fresco que entra pelas suas narinas e boca. Cronometre suas caminhadas de modo que elas coincidam com a aurora ou com o crepúsculo, observe as estações mudarem à medida que você vai se sentindo mais forte, mais saudável e mais relaxado.

EXERCÍCIOS ANAERÓBICOS

Os exercícios anaeróbicos, incluindo a calistenia e o treinamento com pesos (seja com pesos soltos ou com o *Nautilus*) não são, em geral, recomendados para pessoas com hipertensão arterial ou com qualquer tipo de doença cardiovascular em estágio avançado. Esses exercícios podem causar elevações temporárias, mas significativas, na pressão arterial; a não ser que você receba permissão de seu médico ou terapeuta alternativo, convém limitar-se aos exercícios aeróbicos, para aumentar suas capacidades cardiovasculares.

Por outro lado, se você tiver pressão arterial normal e gozar de uma saúde relativamente boa, pode ser uma boa idéia fazer exercícios de força regularmente. O seu corpo precisa de mais energia para nutrir o tecido muscular do que para manter a gordura. Quanto mais músculos você tiver, mais gordura você vai queimar e mais facilidade terá para perder peso, se necessário.

Como as técnicas da calistenia e do treinamento com pesos são muito precisas, e se executadas inadequadamente podem provocar lesões, sugerimos que você procure uma academia de ginástica para receber instruções, antes de tentar iniciar um programa por conta própria. Um treinamento de rotina com pesos deve envolver cerca de trinta minutos de esforço regular — mas constante — em diferentes músculos do corpo, usando o peso do seu próprio corpo (calistenia), pesos soltos e equipamentos para aumento da força (como o *Nautilus*). Conquanto a sua rotina exata de exercícios deva ser planejada por um especialista em exercícios, numa academia de ginástica, em termos gerais ela consiste em aproximadamente doze tipos de exercícios: seis para a parte superior do corpo e seis para a inferior.

DICAS PARA A PRÁTICA DE EXERCÍCIOS

A idéia de que "sem dor não existe benefício" é um mito, e um mito perigoso. O exercício deve exigir algum esforço, mas a dor é um aviso de que os músculos estão sendo exigidos além do que é saudável. Se você sentir dor contínua durante um exercício, pare imediatamente e não repita o exercício até que possa fazê-lo sem sentir dor.

EXERCÍCIOS DE ALONGAMENTO E POSTURAS DA YOGA

A maioria dos americanos, mesmo aqueles que acreditam estar em excelentes condições físicas, negligencia a flexibilidade. Parte da razão pode estar na natureza não-competitiva dos exercícios de alongamento; diferentemente da aeróbica e do treinamento com pesos, não existem limites de tempo ou peso a serem superados. Em vez disso, esticar lenta e firmemente os músculos até o seu limite e procurar ir um pouco mais além requer um intenso esforço pessoal, que faz com que o indivíduo compreenda mais facilmente a singular estrutura de seu próprio corpo.

Toda sessão de exercícios deve começar com um breve aquecimento aeróbico (como fazer *jogging* marcando passo, sem sair do lugar) e, então, passar para uma série de movimentos planejados para estender os músculos que serão trabalhados durante a fase aeróbica e/ou de treinamento com pesos. Se for jogar tênis ou caminhar, por exemplo, convém alongar os músculos da panturrilha, dos ombros e da parte superior das costas. Eis aqui alguns dos exercícios mais comuns de alongamento.

Ombros/parte superior das costas. Levante o braço direito e esforce-se ao máximo para alcançar com a mão a região inferior das costas. Ao mesmo tempo, coloque o seu braço esquerdo atrás das costas e procure alcançar os dedos da mão direita. Mantenha este estiramento por cinco a dez segundos. Repita o exercício com os braços invertidos.

A PRÁTICA DE EXERCÍCIOS FÍSICOS PARA TER UM CORAÇÃO SAUDÁVEL   105

Peito/braços. Fique de pé, a um braço de distância de uma parede e com um dos lados do corpo voltado para ela. Estenda o braço para cima e ligeiramente para trás e apóie a palma da mão sobre a parede. Mantenha o estiramento por cinco a dez segundos. Repita com o outro braço.

Panturrilha. Incline-se para a frente, apoiando-se sobre a ponta dos metatarsianos, erga os calcanhares vinte vezes sem fazer muito esforço. Então, a uma distância ligeiramente menor que o comprimento de um braço e com os calcanhares no chão, incline-se em direção à parede, apoiando o seu peso com ambas as mãos. Mantenha as pernas retas e os calcanhares no chão. Mantenha o estiramento por dez segundos.

Músculos da região posterior da coxa. Coloque um pé cerca de 30 centímetros à frente do outro. Levante os dedos do pé que está à frente. Mantendo ambos os joelhos ligeiramente flexionados, incline o tronco para a frente como se estivesse remando. Sinta o estiramento, durante cerca de dez segundos, nas costas e na parte da frente da coxa. Inverta a posição dos pés.

Bem diferente do alongamento que precede outros exercícios, entretanto, existe ainda um outro sistema de movimento que aumenta a circulação e a flexibilidade de uma forma sistemática e, por vezes, intensa. O sistema, conhecido como yoga, tem sido praticado há séculos no Oriente e, especialmente desde o início do século XX, também no Ocidente. Conforme você verá nos Capítulos 7 e 10, a meditação e as técnicas adequadas de respiração constituem elementos essenciais de um programa abrangente de yoga. Todavia, existem alguns exercícios de yoga que favorecem a saúde cardiovascular, podendo ser acrescentados à sua rotina diária de exercícios.

São as seguintes as posturas úteis para aumentar a circulação e para liberar energia para o coração e para os vasos sangüíneos:

Postura de expansão do peito. Estenda os braços para os lados e, lentamente, mova-os para trás até que você possa entrelaçar as mãos atrás do corpo.(Você terá de dobrar os cotovelos.) Estenda lentamente os braços para cima, sem forçar, ao mesmo tempo que mantém o tronco ereto. Em seguida, estenda os braços para trás e arqueie ligeiramente as costas, mantendo o estiramento por cerca de cinco segundos. Então, dobre lentamente o corpo para a frente, abaixando a cabeça e elevando os braços atrás de você, por aproximadamente dez segundos. Por fim, deixe cair os braços para os lados e relaxe.

Postura da Cobra. Deite-se com o rosto para baixo e com as mãos sob os ombros, de frente uma para a outra. Comece a levantar a cabeça e a erguer o peito, empurrando com as mãos. Quando os braços estiverem esticados, a cabeça deverá ser mantida erguida e as costas ligeiramente arqueadas durante dez segundos. Depois disso, inverta o movimento até que você esteja deitado e relaxado sobre o chão. Repita.

Postura de apoio sobre o ombro. Deitado no chão com o rosto voltado para cima, levante lentamente as pernas, deixando os quadris afastarem-se do chão até que a cabeça e os ombros estejam suportando o restante do corpo. Se você tiver dificuldade para fazer isto, a postura pode ser feita contra uma parede na qual irão se apoiar seu quadril e pernas. Mantenha as pernas no ar por trinta segundos ou mais e, então, abaixe-as e relaxe.

Crie um programa de exercícios

Com ou sem o diagnóstico de doença cardiovascular, o seu primeiro passo ao iniciar um programa de exercícios é consultar o seu médico e/ou terapeuta alternativo, especialmente se você estiver com excesso de peso, tiver mais de 40 anos ou apresentar qualquer outro fator de risco para doenças cardiovasculares.

O seu terapeuta talvez recomende que você faça um teste de esforço, o qual avalia o funcionamento do coração e dos vasos sangüíneos. O teste de esforço nada mais é do que a medição da freqüência cardíaca por meio de um ECG (eletrocardiograma) e o monitoramento da pressão arterial, enquanto você corre sobre uma esteira ou pedala uma bicicleta estacionária. Um dos mais importantes benefícios do teste de esforço é que ele ajuda a diagnosticar doenças do coração e dos vasos sangüíneos. Ele também ajuda a determinar a quantidade de exercícios que o seu coração e músculos podem suportar sem quaisquer efeitos adversos. O conhecimento tanto do tempo durante o qual você consegue se exercitar como da intensidade da atividade que você consegue executar sem ficar exausto vai ajudar o seu médico a determinar uma rotina de exercícios segura para você.

Que tipo de exercício ou de exercícios seria mais apropriado? De modo geral, se estiver preocupado em evitar uma doença cardiovascular, você deveria começar aumentando a sua atividade aeróbica. O exercício aeróbico é a maneira mais eficaz de aumentar a resistência cardiovascular e de reduzir os riscos ou reverter os danos da doença do coração. Você pode escolher entre caminhar, fazer ginástica aeróbica, usar um aparelho que simula os movimentos de um remador ou alternar essas atividades. Se preferir acrescentar outros tipos de exercício, tais como o treinamento com pesos e/ou a yoga, você pode incluí-los logo no início do programa ou depois que já tiver se acostumado a fazer exercícios aeróbicos com regularidade.

Qualquer que seja o tipo de exercício que você escolher, cada sessão deve ser composta de três fases: (1) o aquecimento, (2) a fase cardiovascular e (3) a fase de arrefecimento. O ideal é que toda a sessão dure aproximadamente quarenta e cinco minutos.

1. Um total de cinco a dez minutos de *aquecimento* é essencial antes de qualquer exercício físico, aeróbico ou anaeróbico. O aquecimento serve para prepará-lo para o exercício, aumentando gradativamente a sua freqüência cardíaca, a circulação do sangue e ação muscular. Contrariamente à crença popular, no entanto, um bom aquecimento não começa pelos exercícios de alongamento; alongar músculos frios pode causar-lhes danos. Em vez disso, convém fazer *jogging* sem sair do lugar por um ou dois minutos, antes de começar a fazer os exercícios de alongamento. Quando fizer o alongamento, é melhor se concentrar nos músculos que você estiver pensando em usar (alongue as pernas, se você tiver a intenção de caminhar ou correr, por exemplo).

2. A *fase aeróbica* do exercício deve durar aproximadamente trinta minutos, dentro da faixa de sua freqüência cardíaca-alvo, de modo a proporcionar-lhe o máximo benefício. Todavia, os iniciantes que estão fora de forma podem ter dificuldade para fazer um exercício vigoroso durante tanto tempo. Muitos especialistas sugerem que esta fase seja reduzida para cinco a dez minutos durante algumas semanas até que o coração e os músculos tenham adquirido maior força e capacidade.

Se você sentir algum dos sintomas a seguir enquanto estiver se exercitando, *interrompa o exercício imediatamente e consulte o seu médico para determinar a origem dos sintomas.* Eles podem ser sinais de alguma tensão cardiovascular, como um ataque cardíaco ou um acidente vascular cerebral:

- Sensação incômoda no peito, incluindo dor, rigidez, sensação de peso ou falta de ar
- Qualquer incômodo ou entorpecimento no maxilar, no pescoço ou nos braços
- Dor de cabeça
- Náuseas

Se você chegar à conclusão de que gostaria de fortalecer os seus músculos e de trabalhar o sistema cardiovascular — e se receber permissão de seu médico — uma rotina de *treinamento com pesos* e do condicionamento muscular tanto pode ser feita depois de um exercício aeróbico (mas antes do arrefecimento) ou ser realizada num outro dia, depois de um aquecimento adequado.

3. A terceira fase da sessão de exercícios é chamada de *arrefecimento*. Ela consiste em duas partes. Primeiro, reduzir gradativamente o nível de intensidade de qualquer atividade que você esteja realizando. Se escolheu fazer *jogging*, por exemplo, você não deve parar de repente e sentar-se. Em vez disso, caminhe um ou dois quarteirões num ritmo um pouco mais lento. O arrefecimento irá ajudá-lo a evitar a rigidez muscular e a reduzir a chance de ter uma queda repentina de pressão arterial quando o exercício é subitamente interrompido. Em seguida, faça um suave alongamento por aproximadamente cinco minutos. Nesta altura, você talvez prefira executar as posturas de yoga descritas anteriormente.

ELEMENTOS FUNDAMENTAIS PARA A MANUTENÇÃO DO SEU PROGRAMA DE EXERCÍCIOS

Você consultou-se com o seu médico, começou a se exercitar e tem mantido um ritmo regular de três sessões por semana. Você sabe que o seu programa de exercícios deve durar para sempre e que a prática regular de exercícios precisa fazer parte do seu quotidiano para que você obtenha benefícios duradouros para a sua saúde. Mas você já viu outras pessoas fracassarem com intenções tão boas quanto essas. Talvez você também já tenha fracassado antes.

Para ajudá-lo a adotar a uma rotina de exercícios, experimente seguir uma ou mais dessas sugestões:

Escolha atividades das quais você goste. Talvez o elemento mais importante no planejamento do seu programa de exercícios seja a escolha de atividades das quais você continuará gostando a longo prazo. As pessoas costumam começar a fazer exercícios com grande entusiasmo, mas depois de algumas poucas semanas, voltam aos antigos costumes sedentários. A monotonia, a dificuldade e a falta de motivação constituem as principais razões para as pessoas abandonarem a prática de exercícios.

Comece devagar. Não exagere nos exercícios nos primeiros dias. Se fizer isso você provavelmente vai ficar dolorido e desestimulado, pensando do até mesmo na possibilidade de desistir de seu programa de treinamen-

A PRÁTICA DE EXERCÍCIOS FÍSICOS PARA TER UM CORAÇÃO SAUDÁVEL   109

to. A melhor maneira de aderir aos exercícios é começar devagar e ir aumentando o esforço gradativamente. **Estabeleça metas realistas.** Se você estiver levando uma vida sedentária há vários meses ou anos, decidir começar a treinar para participar da maratona do mês seguinte e correr 15 quilômetros toda manhã seria contraproducente e até mesmo perigoso para a sua saúde. Depois de fracassar na consecução de metas irrealistas ou de distender os músculos, tentando fazer isso, você ficaria frustrado e provavelmente nunca mais pensará em fazer exercício de espécie alguma. Em vez disso, estabeleça metas que você sabe que conseguirá atingir ou somente uma fora de alcance. Alcançar essas metas lhe dará um orgulho e uma autoconfiança que certamente irá deixá-lo motivado.

Varie o programa de exercícios. Para quebrar a monotonia, você poderia alternar as atividades, fazendo uma aula de dança numa sessão, saindo para andar de bicicleta por quarenta e cinco minutos na sessão seguinte e executando posições da yoga em dias alternados. Variando a sua rotina, é mais provável que você continue praticando os seus exercícios.

Opte pelo que é mais cômodo para você. Uma outra dica para ajudá-lo a manter-se fiel a um programa de exercícios é deixar de lado o maior número possível de pretextos para não se exercitar. Se você entrar numa academia que só está aberta nos horários em que você está trabalhando, por exemplo, é óbvio que você estará preparando o caminho para o fracasso. Agendar horários para a prática de exercícios — e tratá-los como se fossem compromissos profissionais — é muitas vezes a única maneira de incorporar as atividades aeróbicas ao seu estilo de vida.

Encontre um grupo de apoio. Para a maioria de nós, chega um momento em que a nossa motivação fraqueja e perdemos o interesse na prática regular de exercícios. Quando isto acontecer — ou, de preferência, *antes* que aconteça — convide um amigo ou uma pessoa de que você gosta para acompanhá-lo no seu programa da saúde cardiovascular. Muitas vezes, um pouco de competitividade amistosa e de companheirismo é tudo que precisamos para não desistir.

A prática regular de exercícios traz benefícios particularmente para aqueles que sofrem de doenças cardiovasculares: ele serve como um excelente método de redução de *stress*. No Capítulo 7 descreveremos outras técnicas para o alívio das pressões emocionais que possam vir a impedi-lo de alcançar um estado mental e físico mais equilibrado, um estado conhecido como saúde.

> "A raiva ou a revolta que não se expressa através dos músculos persiste na forma de um produto da imaginação."
>
> **Simone de Beauvoir**

Redução de *Stress* e Relaxamento

*N*a flor de seus 36 anos, Melinda Douglas passou por uma tripla operação de ponte coronariana, um procedimento cirúrgico de coração aberto considerado necessário porque todas as três artérias coronárias de Melinda estavam bloqueadas pela aterosclerose. O fluxo de sangue para o coração estava severamente diminuído e ela corria um grande risco de sofrer um ataque cardíaco em futuro próximo. Depois da cirurgia foram-lhe prescritos medicamentos para diminuir a pressão arterial mediante a dilatação dos vasos periféricos. Seu médico achou que ela estava deprimida e também prescreveu-lhe antidepressivos.

Dentro de poucos meses, todavia, Melinda voltou a sentir dores no peito. Como a cirurgia e o período de convalescença tinham sido desagradáveis, Melinda resolveu procurar uma terapia alternativa e veio até mim em busca de ajuda. Ela buscava especialmente alívio para suas dores no peito, explicando-me que "elas pareciam vir sempre quando ela se sentia indisposta ou ansiosa, coisa que acontecia com freqüência".

Enquanto a examinava, descobri que Melinda tinha músculos extremamente tensos na parte superior das costas, no pescoço e no peito. Ela movimentava pouco o peito quando inspirava o ar e não era capaz de movimentar livremente o pescoço de um lado para o outro. Ela também tinha constantemente a aparência de alguém que acabara de levar um susto.

Conversei com Melinda durante cerca de uma hora sobre a saúde dela e sua vida em geral. No decorrer de nossa conversa descobri que Melinda tinha lutado durante anos com problemas particulares: ela passara por dois casamentos fracassados e naquela época estava se sentindo muito solitária. No geral ela estava insatisfeita com seu emprego de garçonete, que ela também considerava muito estressante.

Depois de ouvir sua história e de examiná-la, conversei com Melinda sobre o modo como seus músculos tensos e seu mecanismo respiratório estavam tentando "proteger" o seu coração contra o sofrimento que, acreditava ela, iria acompanhar os relacionamentos íntimos. Em vez de protegê-la contra o mal, todavia, a tensão de seus músculos estava aumentando os seus problemas cardiovasculares ao impedir o sangue de circular livremente. Defendi a possibilidade de que, descontraindo essa área por meio da respiração profunda e do relaxamento muscular, ela poderia aumentar o fluxo de sangue para o coração e, assim, reduzir sua angina.

Apresentei a Melinda diversas técnicas de redução de stress e de respiração. Ela resolveu experimentar primeiramente o biofeedback, aprendendo a relaxar a parte superior das costas e os músculos do peito, a fim de aumentar o fluxo de sangue para as mãos, e a respirar fundo com a região abdominal. À medida que ela relaxava, algumas de suas emoções começaram a vir à superfície, particularmente sua tristeza por estar isolada das outras pessoas e frustração com o seu trabalho. Melinda resolveu procurar ajuda com um psicoterapeuta para trabalhar algumas dessas questões de uma forma mais abrangente.

Trabalhando com o terapeuta e tendo a mim como seu "treinador" em biofeedback, Melinda aprendeu algumas técnicas úteis para relaxar, para respirar fundo e para aumentar a circulação, tanto de modo geral como durante situações particularmente tensas ou ansiosas. Três meses depois de começar esse trabalho, Melinda estava livre da angina e havia deixado de tomar os medicamentos antidepressivos.

REDUÇÃO DE *STRESS* E RELAXAMENTO 113

Stress, um veneno para o coração

A hipertensão arterial, os altos níveis de colesterol e de lipídios no sangue e as deficiências no metabolismo de glicose são fatores de risco para doenças cardíacas que podem ser identificados e medidos por métodos aceitos cientificamente. Por essa razão, durante boa parte do século XX, a medicina ortodoxa tem-se concentrado em avaliar e tratar esses problemas médicos e deixado de lado um outro aspecto do quadro cardiovascular: o efeito do *stress* sobre o coração, sobre o sangue e sobre os vasos sangüíneos.

A dificuldade que muitos médicos encontram para avaliar o *stress* tem três componentes. Em primeiro lugar, exceto no caso de situações extremas, como a morte de uma pessoa querida ou a ameaça de dano físico iminente, não dispomos de uma clara definição de *stress*. Tudo o que ocorre em sua vida ou existe na atmosfera é tecnicamente um estressor porque atua sobre você de alguma maneira. Se estiver fazendo muito calor, por exemplo, o seu corpo irá ajustar-se ao aumento da temperatura resfriando a pele com a transpiração. Nesse caso, o calor é um estressor porque induz o corpo a agir. Se você receber um prêmio inesperado de seu patrão, a euforia induzida pelo acontecimento poderá fazer o seu coração bater mais rápido, os seus músculos retesarem-se e as palmas de suas mãos ficarem úmidas de suor. A despeito do impacto positivo, portanto, a notícia do seu prêmio é um estressor porque induz a ocorrência de uma reação fisiológica, que será descrita com maiores detalhes mais adiante neste capítulo.

Um segundo problema para se relacionar o *stress* à doença diz respeito à variabilidade de nossas reações ao *stress*. Obviamente, nem todos reagem ao *stress* da mesma maneira. Algumas pessoas ficam visivelmente irritadas com o menor contratempo enquanto outras não chegam a piscar o olho nem mesmo diante de um desastre. Deve-se observar, todavia, que pessoas aparentemente calmas podem na verdade estar fervendo por dentro, o que talvez afete de forma ainda mais negativa os seus processos fisiológicos do que acontece quando a frustração e a raiva são expressas de forma mais aberta.

Em terceiro lugar, e de forma ainda mais significativa, os estressores variam de pessoa para pessoa. Para alguns, um dia de descanso na praia é completamente relaxante enquanto para outros essa recreação forçada (que freqüentemente provoca aumento de pressão arterial) é uma tortura. O modo como o indivíduo percebe um acontecimento é que determina a maneira pela qual o seu corpo reage a ele.

Apesar das dificuldades para se definir e medir o *stress*, tem-se tornado cada vez mais claro — mesmo para o mais inflexível médico ortodoxo — que existe uma conexão entre a mente, as emoções e a saúde. No caso específico das doenças cardíacas, começam a aumentar as evidências de que o excesso de *stress* aumenta a quantidade de colesterol no sangue, contribuindo assim para o desenvolvimento da aterosclerose. O *stress* também pode aumentar a freqüência cardíaca e a pressão arterial. Em muitas pessoas, incluindo Melinda, o *stress* provoca uma diminuição do fluxo de sangue para o próprio músculo cardíaco, muitas vezes causando uma dor conhecida como angina.

Felizmente, é possível aprender a controlar, pelo menos em certa medida, tanto o modo como você percebe o *stress* quanto a reação de seu corpo a ele. Todavia, antes de discutirmos os métodos de relaxamento, é importante que você compreenda o modo como o *stress* afeta o seu sistema cardiovascular e de que maneira você, enquanto indivíduo, pode ser influenciado pelos efeitos do *stress*.

A fisiologia do *stress*

Se você alguma vez teve dúvidas de que existe uma ligação entre suas emoções e sua fisiologia interna, pense na primeira vez que você ficou apaixonado. O seu coração não batia mais rápido quando você olhava para o outro lado da sala e via o objeto de sua paixão? As palmas de suas mãos não ficavam úmidas de suor? Você não tinha a sensação de que poderia desmaiar porque o sangue tinha fugido de sua cabeça e ido para os pés, enquanto você tentava caminhar em direção à pessoa que você estava amando?

Além da paixão desmedida, você estava sentindo expectativa e medo — da rejeição, do compromisso, do desconhecido e, talvez, até mesmo do sucesso — e o seu corpo sentia as suas emoções. De uma forma completamente instintiva e interdependente, o cérebro, os hormônios e o sistema nervoso trabalhavam para prepará-lo para enfrentar aquilo que você via como uma ameaça à sua segurança — senão à sua segurança física, pelo menos à sua segurança emocional.

Quer você esteja ou não consciente disso, o seu corpo tem uma admirável capacidade de autopreservação. Quando o seu equilíbrio interno é de alguma maneira ameaçado, ele mobiliza-se imediatamente, preparando-se quer para combater o perigo iminente quer para fugir dele. Talvez estejamos mais acostumados a pensar que esta resposta, chamada de "reação de luta-ou-fuga", ocorra durante aqueles momentos em que estamos enfrentando um perigo físico: enquanto você está atravessando uma rua, um ônibus, vindo do nada, parece vir para cima de você. Seu coração dispara e os músculos de suas pernas e braços tornam-se tensos. Antes que possa percebê-lo, você está em segurança do outro lado da rua, tendo corrido mais rápido do que acreditava ser possível.

A visão de seu novo amor e a visão de um ônibus deflagraram a mesma cadeia de reações em seu corpo. Tão logo uma ameaça à sua harmonia interna é percebida — seja ela positiva ou negativa —, o seu corpo entra em ação. Com efeito, não se pode mais falar sobre uma separação entre aquilo que pensamos e sentimos, de um lado, e o nosso físico, de outro; ambos são uma única e mesma coisa. Você vê um ônibus vindo para cima de você e seu coração dispara. Em retrospecto, você se lembra de ter sentido medo e uma das manifestações físicas desse medo foi o seu coração batendo mais rápido e mais forte. A medicina ortodoxa ensinou-o a pensar que o seu cérebro "ordenou" que o seu coração batesse mais rápido e que os seus músculos se retesassem. Todavia, pesquisas recentes estão mostrando que a sua mente existe não apenas em seu cérebro mas em células e tecidos de todo o seu corpo.

Em particular, dois sistemas inter-relacionados, o sistema nervoso autônomo e o sistema endócrino, tornam-se mais ativos em ocasiões de *stress*. Esses dois sistemas acham-se tão diretamente relacionados ao que está ocorrendo conosco, emocional e intelectualmente, que podem ser considerados os representantes físicos das emoções dentro do corpo.

O sistema nervoso autônomo controla as funções orgânicas assim como os batimentos cardíacos, os movimentos intestinais, a salivação e outras atividades dos órgãos internos. Ele se divide em duas partes que atuam de forma a equilibrar essas atividades: o sistema nervoso simpático acelera a freqüência cardíaca, contrai os vasos sangüíneos e aumenta a pressão arterial durante os momentos de *stress* físico ou emocional, enquanto o sistema parassimpático atua no sentido de acalmar esses processos depois que o corpo percebe que o *stress* já passou.

Na verdade, as duas partes do sistema autônomo representam um perfeito exemplo do equilíbrio que conhecemos como saúde. Na Medicina Chinesa, o sistema nervoso simpático é o "yang" e o sistema parassimpático é o "yin" do corpo e de suas reações. A ação do seu sistema nervoso parassimpático — trazendo o seu corpo a um estado de harmonia, durante e após períodos de *stress* — é tão importante para a sua saúde quanto reagir de imediato, através do sistema nervoso simpático, aos fatores percebidos como ameaça, os assim chamados estressores.

Existem ainda os hormônios secretados pelas glândulas do sistema endócrino, os quais estão diretamente relacionados ao sistema nervoso. As glândulas liberam hormônios de *stress* na corrente sangüínea, os quais, por sua vez, produzem várias reações nos órgãos e tecidos do corpo. Esses hormônios são a noradrenalina e a epinefrina (também chamada de adrenalina). Esses dois hormônios são conhecidos como catecolaminas. Secretadas pela medula das supra-renais (a parte interna das glândulas supra-renais) e pelas terminações dos próprios nervos do simpático, as catecolaminas estimulam o sistema nervoso simpático, promovendo aumento da pressão arterial, da freqüência cardíaca, da taxa metabólica e fazendo-o respirar mais depressa para proporcionar mais oxigênio aos seus músculos. Elas também aumentam a agregação plaquetária, a possibilidade de ocorrência de perigosas arritmias e acidentes vasculares cerebrais bem como a incidência de espasmos das artérias coronárias.

Quando estamos diante de uma ameaça imediata, o sistema nervoso autônomo e as catecolaminas trabalham em conjunto — elétrica e bioquimicamente — para produzir uma resposta rápida e, em geral, de curta duração. Outros hormônios permitem que o corpo continue lutando muito tempo depois de encerrados os efeitos da reação de "luta-ou-fuga". A partir da superfície das glândulas supra-renais, chamada de córtex das supra-renais, são liberados dois tipos de hormônios esteróides, conhecidos como glicocorticóides e mineralocorticóides. O principal glicocorticóide é o hormônio cortisol e o principal mineralocorticóide é a aldosterona. Em épocas de *stress* agudo, ambos os hormônios nos proporcionam combustível para o combate.

O cortisol promove basicamente o aumento dos níveis de açúcar no sangue, de modo que tenhamos energia para agir. Além disso, o cortisol estimula a liberação de ácidos graxos a partir do tecido adiposo e a quebra de proteínas, proporcionando rapidamente um suprimento adicional de energia. Ele também combate a inflamação. A aldosterona, por outro lado, aumenta a pressão sangüínea, a fim de que possamos transportar alimento e oxigênio para as partes ativas do corpo; ele faz isso diminuindo a produção de urina e aumentando a retenção de sódio, que aumentarão o volume do sangue e, portanto, a pressão com que o sangue circula pelo corpo.

REDUÇÃO DE *STRESS* E RELAXAMENTO   117

Como você pode ver, o corpo trabalha duro para manter você a salvo de um grande perigo. Todavia, podem ocorrer problemas caso esses poderosos hormônios e as reações que eles estimulam fiquem ativos durante um longo período. Assim, na maioria dos casos, o que causa doença é o *stress* crônico. Eis aqui apenas algumas das maneiras pelas quais o *stress* crônico afeta negativamente o sistema cardiovascular:

- A pressão sangüínea permanece elevada e o coração bate mais rápido e com mais força do que deveria.
- O excesso de cortisol pode produzir aumento dos níveis de açúcar no sangue, da agregação plaquetária e, conforme mostram algumas pesquisas, também um aumento do nível sérico de colesterol.
- A noradrenalina e a adrenalina podem lesar as paredes das artérias, abrindo caminho para a aterosclerose.
- Todos os hormônios do *stress* tendem a aumentar a formação de radicais livres. Os radicais livres são perigosas moléculas que podem levar à oxidação do colesterol – e o colesterol oxidado é o colesterol "ruim", que lesa os vasos sangüíneos e pode vir a provocar uma doença cardíaca.
- A tensão muscular crônica pode esgotar as reservas de magnésio e de potássio do organismo, criando uma situação em que há excesso de cálcio e de sódio. Esses dois últimos minerais podem causar vasoespasmo — uma constrição anormal das artérias, incluindo as artérias coronárias — que pode resultar num ataque cardíaco. Alguns estudos têm mostrado que cerca de 50% dos ataques cardíacos podem ser causados apenas pelo espasmo coronariano e não pela obstrução das artérias coronárias pela aterosclerose.

Trocando em miúdos, o *stress* crônico proporciona ao nosso corpo todos os ingredientes necessários para o surgimento de uma doença cardiovascular grave. Como e por que ocorre o *stress* crônico? No ritmo apressado da sociedade moderna, muitas vezes ficamos com a impressão de que não temos tempo para nos recuperar de uma situação estressante antes de sermos envolvidos por outra. Você escapa por pouco de ser atropelado por um ônibus e chega ao escritório para descobrir que um de seus clientes precisa de uma determinada pasta imediatamente. Você corre para a fotocopiadora e descobre que ela está quebrada. Tentando consertá-la, você espeta sua

MEDICINA NATURAL PARA DOENÇAS DO CORAÇÃO

mão em uma peça da máquina... e nessa altura você já sabe o que o espera no resto do dia.

Além disso, quanto mais estressado você estiver, maiores serão as probabilidades de você se entregar a outros comportamentos de risco, como fumar e beber muito, comer em excesso e fazer pouco exercício. Embora você talvez sinta que esses hábitos ajudam-no a relaxar, eles na verdade estão aumentando o *stress* de seu corpo, pois o obrigam a se defender dos efeitos perniciosos dessas substâncias e comportamentos. Como o seu corpo está constantemente lutando para manter um estado de equilíbrio interno conhecido como saúde, quanto maior o *stress* físico e emocional com o qual você tenha que lidar, mais difícil será para você manter a saúde.

Considerando que o nosso mundo está tão cheio de toxinas ambientais e de acontecimentos geradores de *stress*, será que não deveríamos todos nós sofrer de doenças cardiovasculares? Embora as doenças cardiovasculares sejam o problema crônico mais comum do mundo ocidental, a verdade é que nem todas as pessoas são igualmente afetadas pelo *stress*, seja emocional, seja fisicamente. Em seguida discutiremos o que faz com que um indivíduo seja mais propenso do que outro às doenças relacionadas ao *stress*.

TESTE SUA CAPACIDADE DE ENFRENTAR O STRESS

É importante que você compreenda de que modo o *stress* pode estar afetando o seu comportamento. Assinale as afirmações que correspondem ao modo como você se comporta no dia-a-dia.

1. _____ Movimento-me e falo depressa.

2. _____ Fico impaciente com o ritmo com que a maioria dos acontecimentos ocorre.

3. _____ Apresso as falas das outras pessoas, freqüentemente terminando suas frases por elas.

4. _____ Tenho dificuldades para ficar esperando numa fila.

5. _____ Acho intolerável observar os outros realizar tarefas que eu sei que poderia fazer mais rápido.

6. _____ Freqüentemente me esforço para pensar em duas ou mais coisas simultaneamente.

7. _____ Sinto-me culpado quando não estou trabalhando nem realizando as tarefas usuais.
8. _____ Tento marcar cada vez mais compromissos num período cada vez menor.
9. _____ Sinto-me indigno de qualquer sucesso que eu porventura tenha alcançado.
10. _____ Sinto-me sozinho e isolado.

Quantas dessas afirmações traduzem o modo como você se comporta na vida? Se tiver se identificado com mais de uma ou duas delas, você talvez tenha aquilo que foi denominado personalidade "Tipo A" e, portanto, esteja correndo um risco maior de ser acometido por uma doença cardiovascular relacionada ao *stress*.

Os cientistas têm determinado que não é apenas a *quantidade* de *stress* que prejudica a nossa saúde, mas também a forma como lidamos com o *stress* que afeta nossa saúde. A nossa compreensão acerca do modo como a personalidade se relaciona com as doenças cardiovasculares foi aprofundada por dois cardiologistas da Califórnia, os doutores Meyer Friedman e Ray Rosenman, em meados da década de 70. Ao estudarem o comportamento de seus colegas médicos e de seus pacientes, Friedman e Rosenman descobriram que as pessoas com doenças cardíacas têm maior probabilidade de exibir certos comportamentos do que as pessoas sadias.

As doenças cardíacas, especificamente, eram mais comuns em pessoas que eles chamavam de "Tipo A"; essas pessoas tendiam a ser mais exigentes, ambiciosas e hostis. Elas apressavam as conversas, falavam quase que exclusivamente de si mesmas, tentavam realizar mais de uma tarefa ao mesmo tempo e, freqüentemente, agendavam uma quantidade excessiva de compromissos para o dia e para a noite. Para o indivíduo típico com personalidade Tipo A, o sucesso baseava-se em elementos quantificáveis: a maior nota na escola, o maior salário, indicadores de vendas, etc. Sendo incapazes de relaxar — e sentindo-se culpados quanto tentam fazer isso — as pessoas com personalidade Tipo A também apresentam muitos sinais físicos de *stress*, incluindo cerrar os punhos e os maxilares e torcer as mãos ou, como Melinda, no estudo de caso apresentado anteriormente, tensão muscular nos ombros, nas costas e no pescoço.

Aquelas pessoas entre as quais a incidência de doenças cardiovasculares era menor, chamadas de personalidade Tipo B, eram mais calmas e despreocupadas. Conquanto em muitos casos fossem igualmente ambiciosas e bem-sucedidas, as personalidades Tipo B eram mais receptivas e pacientes com os outros e mais interessadas naquilo que eles sentiam e tinham a dizer. As pessoas do Tipo B reservavam algum período do dia para relaxar e tinham pouco ou nenhum sentimento de culpa por causa disso. Em essência, as personalidades do Tipo B conseguiam equilibrar o *stress* com o relaxamento, enquanto as personalidades do Tipo A viviam num estado de contínua tensão física e mental.

Essa teoria foi colocada à prova num estudo realizado na Duke University, na Carolina do Norte. Mais de 3.000 homens, a maioria da raça branca — 1.500 Tipo A e 1.500 Tipo B — foram observados por um determinado período para se verificar o efeito que a personalidade deles tinha sobre sua saúde. Depois de oito anos descobriu-se que os homens Tipo A tinham muito mais aterosclerose do que os homens com personalidade do Tipo B. Calculou-se que o aumento na aterosclerose fazia com que os homens Tipo A tivessem um risco duas vezes maior de sofrer um ataque cardíaco do que os homens Tipo B.

Desde o estudo pioneiro de Friedman e Rosenman, foram feitos outros estudos sobre o comportamento e sua relação com as doenças cardíacas. Existem fortes evidências de que as pessoas cuja vida ou emprego impõem-lhes grandes exigências, mas proporcionam-lhe pequena liberdade para a tomada de decisões, apresentam incidências mais elevadas de muitas doenças. Embora achemos que as pessoas com personalidade do Tipo A têm o "*stress* do executivo", são as pessoas da *outra* extremidade da escala que têm maiores probabilidades de sofrer com o *stress* e com seus efeitos perniciosos. As pessoas de nível hierárquico mais baixo e cujo emprego gera muita tensão têm mais probabilidade de serem acometidas por doenças relacionadas ao *stress*, assim como os executivos, que têm mais liberdade em suas funções. Os controladores de tráfego aéreo, por exemplo, têm uma probabilidade quatro vezes maior de terem hipertensão arterial do que os pilotos; frentistas de postos de gasolina, operários de linhas de montagem e vendedores de áreas muito competitivas têm maior probabilidade de sofrerem de doenças cardíacas do que pessoas que têm um controle maior sobre seu tempo e produtividade.

Vale a pena considerar também outros aspectos de nossa constituição psicológica quando se está discutindo a relação entre o *stress* e as doenças do coração. A auto-estima é um aspecto extremamente importante da saúde e que, muitas vezes, é ignorado. Aqueles que sentem que estão destinados a fracassar (e que, portanto, não têm nenhum controle sobre sua vida) ou

REDUÇÃO DE *STRESS* E RELAXAMENTO 121

que acreditam não merecer o sucesso que alcançaram tendem a sentir o *stress* de forma mais aguda do que as pessoas com mais confiança em si mesmas e na capacidade que têm de influenciar seus ambientes.

O isolamento social talvez seja um melhor indicador de possíveis problemas de saúde do que o comportamento Tipo A ou uma baixa auto-estima. Viver sozinho, sem o apoio social de uma igreja, de uma comunidade ou de um círculo de amigos aos quais você possa expressar suas emoções, parece aumentar significativamente os riscos de doenças cardíacas e de outras doenças. Um estudo sobre sobreviventes de ataques cardíacos, publicado no *New England Journal of Medicine*, revelou que as pessoas classificadas como sendo socialmente isoladas tinham um risco de morte por doenças cardíacas quatro vezes maior do que o das pessoas que não sofriam de isolamento. Um estudo de dez anos, que o dr. Dean Ornish cita em seu livro *Dr. Dean Ornish's Guide to Reversing Heart Disease*, descobriu que o isolamento social era um dos melhores previsores de mortalidade, tanto por todas as causas como por doença cardíaca coronariana.

Embora haja necessidade de mais pesquisas para nos ajudar a compreender com exatidão o relacionamento entre auto-estima, isolamento social e *stress*, uma coisa está clara: uma imagem positiva de nós mesmos e de nossa vida e uma ligação saudável com as pessoas à nossa volta são os fatores mais importantes para a manutenção de uma boa saúde. Assim, "abrir" o coração não é apenas uma expressão coloquial mas também uma prescrição.

Felizmente, existem maneiras de você lidar com os estressores de sua vida. O corpo pode aprender aquilo que é conhecido como "reação de relaxamento", para se contrapor à "reação de luta-ou-fuga", durante as ocasiões de *stress*, voltando — com rapidez e eficiência — a um estado de equilíbrio. Para isso você ativará o seu sistema nervoso parassimpático — o seu calmante *yin* para se contrapor ao excesso de atividade do *yang* — com o propósito de alcançar uma harmonia interna mais tranqüila e relaxada.

Aprenda a relaxar

Não é preciso dizer que uma das maneiras mais eficazes de reduzir o *stress* é eliminar de sua vida o maior número possível de agentes causadores de *stress*: trocar o seu emprego atual por outro que provoque menos tensão, mudar-se para um lugar mais adequado, de acordo com sua personalidade e preferências pessoais, evitar pessoas que o aborreçam, etc.

Infelizmente, essas mudanças são mais fáceis de dizer do que de fazer, e sua implementação certamente exigirá algum tipo de planejamento de longo prazo e, sem dúvida, um bom exame de consciência.

Na verdade, descobrir o que está fazendo com que sua vida fique desequilibrada — e o que poderia ajudá-lo a torná-la mais satisfatória — é o primeiro passo para ter controle sobre sua saúde. Para alguns, isso pode envolver a confrontação de sérias questões psicológicas e sociais, incluindo problemas de abuso de drogas, traumas de infância e outras questões que possam ter desgastado sua auto-estima e autoconfiança, ao longo dos anos. Por essa razão, muitas pessoas resolvem procurar a ajuda de um psicólogo ou de um psiquiatra para trabalhar na resolução de algumas dessas questões. Embora a terapia psicológica certamente não seja necessária para todas as pessoas com doenças cardíacas, trata-se de algo a ser considerado se você estiver inseguro quanto ao modo como seu estilo de vida e sua história de vida podem estar afetando sua saúde.

Além disso, você deve reservar algum tempo para avaliar os seus relacionamentos com as outras pessoas — tanto com seus familiares mais próximos e amigos quanto com a comunidade como um todo. Conforme discutimos acima, o isolamento social é um dos principais previsores de doença cardiovascular e de má saúde em geral. Quando você começar a resolver alguns dos seus problemas de auto-estima, você vai querer pelo menos começar a abrir o coração para as outras pessoas.

Muitas pessoas descobrem que a melhor maneira de fazer isso é procurar algum tipo de grupo de apoio, quer se trate de um grupo direcionado para um determinado problema de saúde (como os Alcoólicos Anônimos ou os Vigilantes do Peso) quer de um grupo que se concentre num assunto de âmbito geral que seja do seu interesse (uma igreja ou sinagoga, um clube de colecionadores de selos, etc.). Você talvez consiga até mesmo matar dois coelhos com uma só cajadada: junte-se a um grupo de ginástica ou de caminhadas, para que você possa se exercitar um pouco enquanto faz novos amigos. (Conforme foi dito no Capítulo 6, o exercício físico é uma das melhores maneiras de que dispomos para aliviar o *stress*.)

Embora a realização dessas mudanças profundas no modo como você vê a si mesmo e aos outros possa ser a sua meta final de redução de *stress*, existem muitos exercícios físicos que você pode fazer — a partir de hoje — e que produzirão alguns benefícios físicos e psicológicos significativos dentro de um período de tempo relativamente curto. Todos os métodos que serão descritos aqui — e existem muitos outros – têm como objetivo trazer

REDUÇÃO DE *STRESS* E RELAXAMENTO   123

o seu corpo a um profundo estado de relaxamento, mediante a harmonização das atividades do sistema nervoso simpático com as atividades do sistema nervoso parassimpático.

Aprendendo a relaxar o corpo e a mente, você atingirá muitas metas relacionadas à saúde. Isso reduzirá o tempo durante o qual o seu corpo permanece tenso e no "modo de ele reagir ao *stress*", além de ter um efeito positivo sobre a pressão arterial, sobre os níveis séricos de colesterol e sobre a freqüência cardíaca. Você aprenderá que tem poder e controle sobre seu ambiente externo. A constatação de que você pode efetuar mudanças positivas e bem-sucedidas em sua saúde física e mental automaticamente elevará sua auto-estima e lhe dará mais confiança em si mesmo. Além do mais, chegar a um acordo com os seus sentimentos fará com que você se relacione melhor com os outros. Isso irá ajudá-lo a "abrir o seu coração", tanto no sentido literal como no figurado.

Neste capítulo, você vai aprender quatro métodos de redução de *stress*: exercícios respiratórios da yoga, relaxamento progressivo, *biofeedback* e meditação. A descrição desses métodos — ou dos vários outros métodos de relaxamento disponíveis — com a merecida profundidade, está muito além do escopo deste livro, e cabe a você prosseguir em suas pesquisas, recorrendo a outros livros (relacionados em Leitura Recomendada, pág. 199) e/ou entrando em contato com escolas ou professores para obter maiores orientações.

Por enquanto, apresentamos aqui um breve panorama de algumas estratégias eficazes de relaxamento.

EXERCÍCIOS RESPIRATÓRIOS DA YOGA

Você já notou que, quando fica estressado, sua respiração torna-se rápida e curta? Quando você está mais relaxado, por outro lado, você provavelmente respira de forma mais lenta e regular, levando ar mais para a região do estômago do que do tórax. Você já observou que, quando está cansado, uma respiração profunda deixa você mais alerta? Ou que, ao tentar se concentrar, essa respiração o ajuda a melhorar seu desempenho?

Com efeito, a respiração ou, mais precisamente, o processo respiratório, forma um elo entre os sistemas nervosos simpático e parassimpático. Aprendendo a respirar fundo e de forma regular, você poderá ajudar a promover um equilíbrio saudável entre seu *yin* e *yang* internos. Muitas filosofias orientais vêem a respiração como algo muito mais amplo do que a simples absorção de oxigênio. A respiração é energia cósmica; ela atua sobre os mecanismos de todos os nossos processos corporais e é, ao mesmo tempo, a força vital e universal que todos nós compartilhamos. O ar é energia e, ao usarmos técnicas apropriadas de respiração, podemos aprender a ter acesso a essa fonte de energia para ajudar a trazer o nosso corpo para um estado de equilíbrio.

A yoga, um sistema de exercícios desenvolvido na Índia e no Tibete, concentra-se em usar a respiração para proporcionar energia e relaxamento. Existem diferentes formas de exercícios respiratórios na yoga. Alguns servem para eliminar as impurezas do corpo e outros para ajudar a pessoa a encontrar o caminho que conduz à iluminação espiritual. Para os nossos propósitos imediatos, iremos nos concentrar num exercício relativamente simples e eficaz chamado "A Respiração Completa da Yoga".

O objetivo do exercício é encher e esvaziar os pulmões de forma eficaz e, desse modo, promover uma boa oxigenação do sangue, durante a inspiração, e eliminar adequadamente os gases residuais, na expiração. Com o tempo, o ritmo cadenciado da respiração produzirá paz de espírito, uma energia saudável e um elevado estado de relaxamento.

RELAXAMENTO PROGRESSIVO

Alguma vez você já notou que costuma franzir as sobrancelhas quando está preocupado ou que sua testa enruga quando você depara com uma tarefa difícil? Uma das coisas que acontece com seu corpo em ocasiões de *stress* é que seus músculos tornam-se tensos. Esta tensão ocorre porque seu corpo está preparando os músculos para a ação — para lutar contra algo ou para fugir de algo que é percebido como uma ameaça à sua segurança.

O relaxamento progressivo é uma técnica usada para induzir o relaxamento dos nervos e dos músculos. Criada pelo dr. Edmund Jacobson, que a desenvolveu para usá-la em pacientes internados em hospitais para tratamento de doenças nervosas, a técnica envolve o retesamento de um grupo de músculos, seguido do relaxamento. Passa-se lentamente de um grupo de músculos para outro até que todos os grupos de músculos do corpo tenham sido trabalhados.

Os músculos são primeiramente contraídos para que as pessoas aprendam a reconhecer mais prontamente como é a tensão muscular. A idéia é ensinar as pessoas a perceber mais rapidamente quando estamos com a musculatura tensa e, depois disso, aprender a relaxar. As pesquisas mostram que esse relaxamento dos grandes músculos do esqueleto — sobre os quais você tem controle — pode influenciar os músculos lisos — sobre os quais você normalmente não tem nenhum controle consciente. Esse tipo de relaxamento pode até mesmo ajudar a relaxar o sistema cardiovascular. O relaxamento progressivo também traz benefícios psicológicos: a auto-estima aumenta, a depressão é amenizada e os problemas de sono são aliviados nas pessoas que praticam este método de relaxamento ao longo de um período de várias semanas.

A Respiração Completa da Yoga

1. Sente-se no chão, com as pernas cruzadas ou em qualquer posição que lhe pareça confortável.

2. Certifique-se de que as suas costas estejam retas (e não arqueadas ou inclinadas para a frente), a cabeça ereta e voltada para a frente e os braços relaxados, com as mãos apoiadas sobre as coxas ou no chão.

3. Feche os olhos e tente se concentrar apenas na respiração. Deixe para trás as preocupações ou alegrias do dia e pense apenas no momento presente, no qual você está sentindo a energia e o poder da respiração.

4. Visualize os pulmões como sendo constituídos de três partes — um espaço mais abaixo, localizado no estômago, uma porção média próxima ao diafragma (logo abaixo da caixa torácica) e um espaço mais acima, no peito.

5. Ao respirar pelo nariz, imagine o espaço inferior enchendo-se primeiro. Deixe o estômago se expandir à medida que o ar preenche o espaço. Em seguida, visualize o espaço médio, enchendo-se de energia, de luz e de ar e sinta a linha da cintura se expandir. Sinta o peito e a parte superior das costas se abrirem à medida que o ar invade essa área. A inspiração deve durar cerca de cinco segundos.

6. Quando sentir que os pulmões estão cheios, dentro de um limite confortável, pare o movimento e a inalação de ar.

MEDICINA NATURAL PARA DOENÇAS DO CORAÇÃO

7. Expire pausadamente, num movimento suave e contínuo, com o ar fluindo regularmente pelas narinas. Sinta o peito, a parte média e o estômago contraindo-se suavemente.

8. Faça num minuto quatro ciclos completos de inspiração e expiração, descansando cerca de dois a três segundos entre os movimentos respiratórios. Descanse por cerca de vinte segundos e repita o processo até se sentir mais relaxado e no controle da situação.

9. Ao realizar este exercício, imagine uma energia pura entrando em seu corpo quando você inspira e visualize as impurezas e a tensão saindo do seu corpo quando você expira.

Se você resolver usar o relaxamento progressivo, convém aprender a reconhecer os momentos em que você está mais tenso e em que parte de seu corpo a tensão está mais concentrada. Depois de algumas experiências com o relaxamento progressivo você conseguirá relaxar determinados grupos de músculos, mesmo quando estiver em pé ou sentado. No início, talvez seja melhor trabalhar todo o corpo, da cabeça aos pés.

EXERCÍCIO DE RELAXAMENTO PROGRESSIVO

1. Deite-se no chão com os joelhos dobrados; certifique-se de que a parte mais estreita das costas esteja no chão, de modo que você não corra o risco de distender esses músculos. Se quiser, apóie a cabeça num pequeno travesseiro.

2. Respire fundo e retese os músculos dos pés, contraindo os dedos.

3. Ao relaxar os pés, expire o ar. Note a diferença no modo como você sente os pés.

4. Inspire outra vez e retese os músculos da panturrilha. Mantenha o retesamento durante alguns segundos.

REDUÇÃO DE *STRESS* E RELAXAMENTO   127

> 5. Ao expirar e soltar os músculos da panturrilha, di-
> ga para si mesmo: "Estou relaxado."
> 6. Continue com o mesmo processo, passando pelas
> seguintes áreas: joelhos, coxas, estômago, peito,
> braços, ombros, pescoço e face. A cada vez que
> você retesar e soltar os músculos, sinta-se cada vez
> mais relaxado.
> 7. Quando tiver terminado o processo, respire pro-
> funda e pausadamente durante cinco minutos, des-
> frutando a sensação de relaxamento.
> 8. Repita o exercício diariamente por duas semanas.

À medida que for aprendendo mais sobre o seu corpo e sobre o modo como ele reage ao *stress*, você poderá atingir um estado de relaxamento de forma mais rápida e direta. Você poderá estar trabalhando em sua escrivaninha, por exemplo, e notar que os músculos dos ombros estão tensos. Para relaxá-los, você pode retesá-los ainda mais e, então, deixá-los relaxar. Ao centrar o foco de sua atenção na agradável sensação de relaxamento dos músculos dos ombros, você poderá sentir todo o seu corpo e espírito relaxando também.

BIOFEEDBACK

O *biofeedback* é um dos métodos mais científicos para evidenciar e mensurar a ligação mente-corpo. Ele tem por base a premissa de que a pressão arterial elevada — e outras funções do sistema nervoso autônomo, que, segundo a crença geral, estão além do controle consciente — pode ser reduzida se aprendermos a controlar as reações corporais relacionadas a ela. Em outras palavras, depois de passar por um treinamento, você poderá aprender a abaixar sua pressão arterial e a reduzir sua freqüência cardíaca ao concentrar-se neles, usando a mente consciente. Você vai fazer isso acionando o sistema parassimpático para que ele, durante e após as fases de *stress*, contraponha-se à atuação do sistema nervoso simpático.

O *biofeedback* foi desenvolvido a partir de estudos mostrando que os animais podiam controlar suas funções autônomas, como a pressão sangüínea, quando recebiam recompensas ou castigos. Médicos adaptaram essas descobertas para os seres humanos, criando métodos para se controlar, de forma consciente, funções que antes eram consideradas inconscientes.

Embora existam diversos métodos de *biofeedback*, todos eles têm três coisas em comum: (1) eles medem uma função fisiológica (como a pressão arterial); (2) eles convertem essa medida num sinal compreensível (uma luz que pisca, níveis de mercúrio num termômetro, etc.); e, portanto, (3) mandam de volta esta informação para a pessoa que está aprendendo a controlar processos corporais.

Num dos métodos de *biofeedback*, faz-se a monitorização da pessoa com uma máquina equipada com luzes semelhantes às de um semáforo. Um balão especial para medição da pressão sangüínea, provido de um microfone, é fixado no braço do paciente para indicar, através de mudanças no som, quaisquer alterações na pressão arterial.

À medida que a pressão arterial sobe, as luzes da máquina e os sons captados pelo microfone possibilitam que o paciente monitore os níveis da sua pressão arterial. Se ela subir muito, por exemplo, as luzes vermelhas da máquina piscam. Se a pressão estiver normal, voltam as luzes amarelas. Se estiver muito baixa, piscam as luzes verdes. O paciente vai aprender a controlar sua pressão sangüínea acalmando-se conscientemente, se a pressão estiver muito elevada, ou pensando em situações estressantes, se a pressão estiver baixa demais.

Conquanto tudo isto possa parecer demasiado mecânico, o *biofeedback*, na verdade é um processo que você pode aprender a dominar. A meta é continuar a controlar a pressão arterial, a dor da angina ou outros sintomas de doença cardíaca sem a necessidade de uma máquina de monitorização. Com o tempo você aprenderá a reconhecer as mudanças fisiológicas normalmente automáticas que acompanham a elevação de pressão ou, mais provavelmente, o *stress* que a desencadeia.

É importante que, ao longo de todo esse processo, você conte com a ajuda e com a orientação de um terapeuta experiente. Se você tiver interesse pelo *biofeedback*, converse com seu médico ou com seu terapeuta alternativo para descobrir onde e como você poderá aprender essas técnicas.

MEDITAÇÃO

A meditação é um exercício mental que influencia os processos corporais. Ela é usada para barrar pensamentos perturbadores (estressantes) e — mediante a concentração em imagens, palavras ou sentimentos calmos e agradáveis — estimular uma sensação de relaxamento físico e mental. A meditação é eficaz tanto para reduzir *stress*, quanto para melhorar as condições do sistema cardiovascular. Assim como outros métodos de relaxamento, a meditação acalma o sistema nervoso simpático, reduzindo, assim, a freqüência cardíaca, a freqüência respiratória, a pressão arterial e a tensão muscular. Esses efeitos poderão perdurar por várias horas, após o término da sessão de meditação.

Além dos benefícios que proporciona ao corpo, a meditação pode ajudá-lo do ponto de vista psicológico, permitindo que você se concentre na causa do *stress* e alterando o modo como você reage aos desafios com os quais você se defronta. Os pesquisadores descobriram que, através de técnicas de meditação, as pessoas podem aprender a controlar não apenas a pressão arterial, mas também outros aspectos da vida física e psicossocial. Muitas pessoas que praticam meditação passam a ter um sono mais profundo, param de fumar com mais facilidade ou recuperam-se de forma mais eficaz dos períodos de *stress*.

EXERCÍCIO BÁSICO DE MEDITAÇÃO

Este é um exercício simples de meditação
que poderá ajudá-lo a relaxar e a afastar sua atenção
de coisas que possam causar *stress* em sua
vida. Comece sentando-se durante alguns minutos —
talvez apenas de 5 a 10 minutos — até que o exercício
torne-se confortável para você.

1. Certifique-se de estar usando uma roupa larga e confortável, que não aperte. Calça de malha de algodão ou *shorts* e uma camiseta são ideais.

2. Encontre um lugar tranqüilo onde você não vá ser perturbado. Procure um lugar em que você não possa ser facilmente distraído, como diante de uma janela.

3. Sente-se no chão, numa posição confortável. Se não puder sentar-se no chão, sente-se numa cadeira de espaldar reto.

4. Deixe as mãos apoiadas sobre as pernas.

5. Cerre as pálpebras, de modo que os seus olhos fiquem quase — mas não completamente — fechados.

6. Respire fundo e expire lentamente.

> 7. A maneira mais fácil de começar a meditação é contar os movimentos respiratórios. Ao inspirar, conte um. Ao expirar, conte dois, e assim por diante. Faça isso dez vezes e depois comece outra vez a partir do um.
>
> 8. Sente-se durante cinco minutos todos os dias na primeira semana (tente marcar o tempo com um *timer* de cozinha, para que você não tenha de se preocupar com o tempo. Aumente gradativamente o tempo de meditação para quinze minutos e, depois, para trinta minutos por dia.

Embora o cristianismo e o judaísmo tenham tradições semelhantes, a meditação tem suas raízes nas culturas orientais, particularmente aquelas da Índia e do Tibete; você vai aprender mais sobre isso no Capítulo 10, quando falarmos sobre a Medicina Ayurvédica. A meditação é usada como um método de despertar espiritual e um tipo de ritual religioso ou, simplesmente, como uma forma de relaxar o corpo e a mente. Existem muitos livros bons sobre meditação dentre os quais você poderá escolher um para usar como base de seu método de relaxamento (veja Leitura Recomendada, pág. 199). Todavia, os elementos básicos da meditação são muito simples e podem ser dominados por qualquer um que esteja disposto a reservar alguns minutos por dia para alcançar esse objetivo.

A meditação para relaxamento não requer nenhum treinamento especial e pode ser feita em qualquer hora do dia e em qualquer lugar confortável. Bastam de alguns minutos a uma hora de tranqüilidade ininterrupta.

A respiração iogue, o relaxamento progressivo, o *biofeedback* e a meditação são algumas das técnicas mais úteis e mais conhecidas de redução de *stress*. Todavia, existem duas outras — uma muito conhecida e outra que a cada dia torna-se mais popular — que você talvez considere úteis.

A primeira, com alguma sorte, você não terá dificuldades em encontrar tempo para praticar pelo menos um pouquinho a cada dia: rir. Embora isso tenha-se tornado uma espécie de clichê, o riso é na verdade um dos melhores remédios conhecidos pela humanidade. Num nível puramente físico, ele aumenta a atividade muscular, a atividade respiratória, a troca de oxigênio, a freqüência cardíaca e a produção de endorfinas. Esses efeitos logo são seguidos por um estado de relaxamento no qual a respiração, a fre-

REDUÇÃO DE *STRESS* E RELAXAMENTO 131

qüência cardíaca, a pressão arterial e a tensão muscular atingem níveis abaixo do normal.

Os efeitos psicológicos do humor são igualmente abundantes — ele proporciona uma saudável válvula de escape para a hostilidade, uma forma de fugir de uma realidade comumente desagradável e um alívio para a ansiedade e para a tensão. Se você puder olhar para o mundo e para si mesmo com um pouco de humor e uma pitada de extravagância, vai descobrir que o seu coração não está tão pesado e que o seu *stress* não é tão grande.

Uma outra maneira de estimular o relaxamento é usando fragrâncias, uma terapia emergente conhecida como aromaterapia. No Capítulo 8, você vai aprender como usar óleos essenciais, produzidos a partir de flores e de ervas, para ajudá-lo a relaxar o corpo e a mente.

> "Não existe remédio para o nascimento e para a morte, exceto aproveitar o intervalo entre eles."
>
> **George Santayana**

Aromaterapia

8

Numa determinada manhã, a caminho do trabalho, você respira o aroma de um perfume de alfazema que emana das janelas abertas de uma farmácia do bairro. Quase que imediatamente você mergulha em recordações agradáveis da infância. Transportado no tempo e no espaço para a casa de sua avó, onde sachês de alfazema forravam gavetas de roupas brancas de cama e mesa e lençóis perfumados cobriam a cama de hóspede. Você se sente tão protegido e seguro como quando tinha 9 anos de idade. Ao chegar ao escritório, você se sente mais calmo e relaxado do que jamais estivera nas últimas semanas. Se um médico fosse medir sua pressão sangüínea, ele descobriria que ela está mais baixa do que de costume.

Embora este exemplo talvez não se aplique a você, não há dúvida de que você já sentiu algo parecido. Talvez o odor de um determinado alimento evoque uma sensação de conforto ou a fragrância de determinadas flores lhe dê energia. A forte ligação entre aroma, emoção e memória tem levado ao renascimento de uma antiga forma de tratamento conhecido como aromaterapia.

A aromaterapia é um ramo da medicina natural que usa óleos essenciais — derivados de raízes, de caules, de sementes e de flores de plantas — para ajudar a restaurar o equilíbrio físico e emocional do corpo. Desenvolvida primeiramente pelos egípcios, há cinco mil anos, a aromaterapia é um ramo da medicina à base de ervas, a qual tem sido usada em todas as culturas ao longo da história.

O termo aromaterapia foi cunhado em 1937, pelo químico francês René-Maurice Gattefossé, que sofreu uma queimadura grave na mão, durante um experimento no laboratório da fábrica de perfumes de sua família. Sabendo que a alfazema era usada em medicina para queimaduras, ele mergulhou a mão num tanque contendo óleo puro de alfazema, usado para fazer perfumes. Notando que a mão havia sarado muito depressa, Gattefossé começou a investigar as propriedades terapêuticas de outros óleos essenciais.

Os óleos essenciais, compostos formados pelos constituintes mais voláteis das plantas, são extraídos através de um processo de destilação a vapor ou por pressão a frio. Para obter óleos essenciais puros, nenhuma substância química deve ser usada durante o processo de extração, pois elas alterariam a composição orgânica natural da matéria vegetal. Com efeito, cada óleo essencial é constituído por diferentes moléculas orgânicas que, trabalhando em conjunto, conferem aos óleos um perfume singular e também qualidades terapêuticas específicas.

Assim como as plantas e as ervas das quais são extraídos, sabe-se que alguns óleos essenciais têm propriedades antivirais e antibacterianas e que, portanto, podem ser usados para tratar infecções como herpes simples, infecções da pele e dos intestinos e gripe. Outros tipos de óleos estimulam a resposta antiinflamatória no corpo, tornando-os úteis no tratamento da artrite e de problemas semelhantes. Talvez a aromaterapia mais comumente utilizada seja a que usa óleos derivados do eucalipto, os quais, quando inalados, favorecem o restabelecimento do sistema respiratório por atuar como agente antibacteriano, antiviral e também como expectorante.

Neste capítulo, todavia, nos concentraremos basicamente nos efeitos profundos que os óleos essenciais têm sobre o sistema nervoso central e sobre o seu impacto sobre o sistema cardiovascular.

AROMATERAPIA 135

Aromaterapia e doença cardíaca

Conforme foi discutido no Capítulo 7, um dos principais fatores de risco para o desenvolvimento de doenças cardíacas é o excesso de *stress*. O *stress* estimula excessivamente o sistema nervoso simpático e o sistema hormonal, elevando, desse modo, a pressão arterial, a freqüência cardíaca e os níveis de lipídios no sangue. Certos óleos essenciais, quando inalados, podem ajudar o sistema nervoso simpático a retornar a um estado de equilíbrio com as ações do sistema nervoso parassimpático, reduzindo, assim, os efeitos negativos que o *stress* pode ter sobre o sistema cardiovascular. Mas como um aroma pode ter um efeito assim tão profundo sobre as funções orgânicas? Para responder a esta pergunta é importante examinar primeiramente o modo como o cérebro e o corpo reconhecem e reagem aos aromas. Com efeito, existe uma via que leva os aromas do ar diretamente para as nossas emoções. Ela começa no nariz, onde células nervosas especializadas reconhecem o aroma e, então, passam a informação para outras células nervosas. Por fim, a informação sensorial é levada a uma parte do sistema nervoso central, conhecida como sistema límbico.

Uma das partes mais primitivas e menos compreendidas do sistema nervoso, o sistema límbico, parece ser a sede de nossas emoções. Ele armazena informações e recordações emocionais que podem ser evocadas pelo aroma; uma vez desencadeadas, essas emoções podem produzir reações físicas no corpo, incluindo elevação na pressão arterial, freqüência cardíaca e níveis séricos de colesterol. Através da escolha de óleos essenciais conhecidos por auxiliarem no relaxamento do sistema nervoso, você poderá reduzir os efeitos perniciosos do *stress* sobre o seu sistema cardiovascular.

Como usar a aromaterapia

Os óleos essenciais são essências vegetais delicadas e altamente concentradas. É preciso uma grande quantidade de material vegetal para se fazer um pequeno volume de óleo essencial: para fazer 30 gramas de óleo de alfazema, por exemplo, são necessários cerca de 6 quilos de flores frescas. Felizmente, necessita-se apenas uma pequena porção do óleo para se obter efeitos terapêuticos.

Embora você possa preparar os seus próprios óleos essenciais usando um alambique feito em casa, a maioria das pessoas prefere comprar óleos já preparados numa loja de produtos naturais e/ou de empresas que entregam os produtos pelo correio. Todavia, é importante que você se certifique de que os óleos essenciais que você usa são exatamente isso: essenciais, ou seja, que sua composição química original não foi de nenhuma maneira alterada durante o processo de extração.

As indústrias de fragrâncias, por exemplo, muitas vezes usam substâncias químicas tóxicas e irritantes, como o hexano, o metileno e o benzeno para destilar as essências das flores e das plantas. Embora relativamente inócuos quando usados na fabricação de perfumes, os óleos essenciais extraídos desta maneira perdem boa parte de suas propriedades terapêuticas. Quando você comprar óleos para uso terapêutico, certifique-se de que esteja especificado no rótulo de que se trata de "Puro Óleo Essencial".

Você pode comprar óleos essenciais em sua forma pura ou já diluídos com um outro óleo-base, em geral óleo de oliva, soja ou amêndoas. Além disso, são acrescentadas ervas que "fixam" a essência, de modo que a potência da mistura seja mantida ao longo do tempo. A combinação das essências com os óleos-base não muda a composição química delas mas ajuda a reduzir sua potencial toxicidade sobre a pele ou sobre os tecidos internos. Embora os ingredientes essenciais sejam seguros quando usados conforme as instruções, eles podem causar erupções cutâneas, dores abdominais e outros efeitos colaterais desagradáveis. Siga sempre as recomendações e/ou consulte um aromaterapeuta para obter informações adicionais.

De modo geral, existem duas maneiras de usar óleos essenciais para combater o *stress*, com o propósito de ajudar a prevenir ou reverter doenças cardíacas:

Como inalantes. O simples ato de inalar os odores e as minúsculas partículas de material vegetal vai ajudar o seu corpo a voltar ao estado de equilíbrio. Existem vários métodos igualmente eficazes para inalar óleos essenciais:

- *Lâmpadas aromáticas*: Colocar algumas gotas de óleo sobre uma lâmpada incandescente ou queimar uma vela sob uma xícara contendo algumas gotas de óleo em seu interior irá volatilizar o óleo na atmosfera, deixando todo o ambiente impregnado com o aroma reconfortante.
- *Difusores*: Aparelhos mecânicos que dispersam micropartículas de óleos essenciais no ar.

AROMATERAPIA 137

- *Saunas faciais:* Despeje água fervente sobre uma tigela e acrescente algumas gotas de óleo essencial. Coloque uma toalha sobre a cabeça e incline-se sobre a tigela, de modo que a toalha cubra tanto a cabeça como a tigela. As essências são desse modo absorvidas tanto através da pele como por meio de membranas das vias nasais.

Como aplicações tópicas. Quando diluídos apropriadamente com óleos-base, eles podem ser aplicados de forma segura e eficaz diretamente sobre a pele.

- *Banhos de óleos:* Acrescentar algumas gotas de um óleo essencial à água do banho aumenta a atmosfera de relaxamento, além de fazer com que o óleo penetre através da pele.
- *Massagem:* Os óleos podem ser esfregados no rosto, nas costas, no peito ou em qualquer parte do corpo que esteja dolorida ou tensa. A massagem é um excelente método de relaxamento.

Todavia, como acontece com todas as formas de medicina natural, a aromaterapia é extremamente individualizada: um óleo que relaxa uma pessoa pode estimular outra. Portanto, você talvez queira experimentar diferentes óleos, isoladamente ou em combinação, até descobrir um que atenda as suas necessidades. Além disso, lembre-se sempre de que os óleos essenciais na verdade são drogas poderosas e que, portanto, devem ser usadas com cuidado. Converse com seu médico e/ou terapeuta de medicina natural sobre a melhor forma de incluir a aromaterapia no seu programa pessoal de tratamento da doença cardíaca.

Eis aqui algumas outras dicas sobre a aromaterapia:

- *Realize um teste para reação alérgica.* Antes de aplicar qualquer óleo essencial em sua pele, seja no banho, como linimento ou como um óleo de massagem, realize antes um teste de reação alérgica. Para fazê-lo, lave uma área de aproximadamente 5 centímetros de seu antebraço e seque-a cuidadosamente. Aplique uma pequena gota de óleo essencial, diluindo-o em igual quantidade de um óleo suave, como o óleo de oliva. Em seguida, coloque um *Band-Aid* sobre a área e espere 24 horas. Se não ocorrer nenhuma irritação, use o óleo nas fórmulas. Se aparecer alguma erupção cutânea ou se você sentir algum tipo de incômodo, experimente um outro óleo. Um teste deste tipo é especialmente importante se você tiver alergias ou uma pele muito sensível.

- *Consulte o seu médico.* Se você estiver grávida, converse tanto com seu obstetra como com seu terapeuta alternativo antes de usar qualquer óleo essencial. Não ingira óleos essenciais antes de discutir cuidadosamente o assunto com o médico.
- *Cuidado com os olhos.* Mantenha os óleos essenciais longe dos olhos.
- *Proteja os óleos essenciais.* Guarde os óleos essenciais em frascos de vidro escuro ou de metal e proteja-os contra a luz e o calor.

Aromaterapia para doenças cardíacas

Estão relacionados a seguir vários óleos essenciais considerados benéficos para o coração e para o sistema circulatório. Uma vez mais, todavia, você deve verificar com o seu terapeuta alternativo antes de iniciar um tratamento prolongado com aromaterapia; os óleos essenciais são concentrados e obtidos a partir de poderosas ervas e devem ser usados com cuidado.

Óleo de angélica. O óleo de angélica é obtido a partir de uma planta bienal cujas raízes e sementes são destiladas a vapor para produzirem um óleo com aroma amadeirado. Mais usado para aliviar a indigestão e para curar cicatrizes e equimoses, sabe-se que o óleo de angélica estimula a circulação e remove toxinas do corpo.

Óleo de semente de anis. O anis é uma planta anual que pertence à mesma família da salsa e da erva-doce. Originária da Ásia, o anis é encontrado na natureza e cultivado ao longo do Mediterrâneo, existindo nos Estados Unidos desde a época colonial. Embora o anis seja usado principalmente como digestivo, sendo prescrito na Medicina Chinesa e Indiana para tratar indigestão, ele também é eficaz para reduzir as palpitações cardíacas.

Óleo de manjericão. Embora originário da Índia, o manjericão atualmente é cultivado em muitos países do mundo, incluindo os Estados Unidos. Conquanto seja mais conhecido entre nós como condimento culinário, o manjericão é usado em aromaterapia para fortalecer o sistema nervoso e é um excelente remédio para ansiedade ou *stress*, especialmente quando combinado com óleo de soja e friccionado no corpo.

Óleo de camomila. Hipócrates, o médico da Grécia antiga considerado o Pai da Medicina, dedicou a erva camomila ao Sol porque "ela cura malária". A camomila e o óleo derivado de suas flores e raízes têm sido usados há séculos com propósitos medicinais. Durante a Segunda Guerra Mundial o óleo de camomila foi usado como um desinfetante e anti-séptico naturais em hospitais e em consultórios médicos. Sabe-se que ela cura infecções e alergias respiratórias, além de aliviar a indigestão, as dores de cabeça e as cólicas menstruais. Em virtude de seus efeitos relaxantes, ela também é útil para reduzir a freqüência cardíaca e a pressão arterial.

Óleo de salva. Destilado das flores e folhas de uma planta perene comum, o óleo de salva há muito vem sendo usado por suas propriedades medicinais. Na verdade, um aforisma da Roma antiga descrevia a salva nestes termos: "Como pode morrer um homem que cultiva a salva em seu jardim?" O óleo de salva é um tônico que serve para tudo e pode reduzir a fadiga, a irritabilidade e a depressão, ajudando a elevar a auto-estima e a reduzir de modo geral o *stress*.

Óleo de alfazema. Um óleo clássico da aromaterapia, a lavanda ou alfazema tem uma ampla gama de propriedades terapêuticas. Usada topicamente, ela pode ajudar a curar queimaduras, feridas e picadas de insetos. Para pacientes com doenças cardiovasculares relacionadas ao *stress*, ela pode trazer o corpo de volta a um estado de equilíbrio, acalmando o sistema nervoso simpático e estimulando o sistema nervoso parassimpático.

Óleo de manjerona. Mais freqüentemente prescrito para reduzir o *stress* e a ansiedade, o óleo de manjerona também aumenta a circulação através da dilatação das artérias, tornando-se assim uma escolha perfeita para muitas pessoas que têm pressão arterial elevada.

A aromaterapia é um dos ramos da medicina alternativa que cresce mais rapidamente nos Estados Unidos. Consulte, por favor, Leitura Recomendada, na pág. 199, para descobrir os títulos de alguns livros úteis sobre aromaterapia. No Capítulo 9, serão apresentados os fundamentos da Medicina Chinesa e da acupuntura e sua relação com as doenças cardiovasculares.

> "A natureza, o tempo e a paciência são os três grandes médicos."
>
> **Provérbio Chinês**

Acupuntura e Medicina Chinesa

$\mathcal{P}$aul Jones, um homem de 48 anos, procurou-me depois de ter recebido de um médico ortodoxo o diagnóstico de hipertensão arterial limítrofe e de doença coronariana em estágio inicial. Um amigo havia sugerido que a Medicina Chinesa tradicional talvez fosse uma opção de tratamento para ele; Paul estava particularmente interessado em descobrir se a acupuntura poderia aliviar o mais óbvio de seus sintomas, a angina.

No início de nosso primeiro encontro fiz algumas observações sobre o comportamento e a aparência de Paul. Ele tinha uma fisionomia um tanto tensa e fechada, e seu rosto parecia vermelho e manchado. Ele se queixava de ter freqüentes ondas de calor acompanhadas de vermelhidão, especialmente no verão ou em recintos muito quentes. Quando lhe perguntei como se sentia em relação à sua saúde e à vida em geral, Paul admitiu que estava preocupado e um pouco deprimido.

Eu então perguntei-lhe sobre sua alimentação e atividade física. Ele admitiu gostar de alimentos condimentados e gordurosos e que abusava do álcool mais do que deveria; estes hábitos tinham feito com que ele ganhasse cerca de sete quilos ao longo da última década. Ele me disse que se exercitava regularmente e que tinha parado de fumar há vários anos.

Pedi a Paul que se despisse e colocasse um roupão, para que eu pudesse dar início ao exame físico. Comecei examinando cuidadosamente sua língua, e observei que ela estava intumescida e parecia estar vermelha em vez de rosada. Depois tomei seis pulsos de cada lado do corpo e apalpei-o ao longo dos meridianos, encontrando áreas de tensão e de sensibilidade logo abaixo do externo e perto da escápula. Apalpei os órgãos abdominais, observando que tanto o fígado como o rim de Paul pareciam sensíveis. Por fim, senti o pescoço de Paul e pedi-lhe que virasse a cabeça de um lado para o outro; notei que o pescoço estava rígido. Observei também que Paul às vezes tinha dificuldade para formar palavras.

Depois que Paul se vestiu, sentamos juntos para discutir o diagnóstico e as opções de tratamento. Disse-lhe que seu corpo estava de fato num estado de desequilíbrio que afetava a pressão arterial e o coração. Este desequilíbrio foi em parte exacerbado pelos seus hábitos alimentares e pela ingestão exagerada de bebidas alcoólicas, os quais estavam impondo um stress excessivo sobre o seu fígado e, deste modo, criando um excesso de fígado yang. Eu também achava que ele apresentava uma deficiência de qi, a qual afetava o seu coração e contribuía para a sua angina. Descobri também que sua depressão indicava uma perturbação do shen, o espírito que reside no coração.

Sugeri a Paul um plano de tratamento que incluía acupuntura, para relaxar o fígado yang, fortalecer o rim yin e liberar a energia no próprio canal do coração. Eu lhe prescrevi dois remédios à base de ervas, um chamado Xiao Yao San ("Andarilho Livre e Sossegado"), que resfria a energia quente, bloqueada no fígado, e outro, Hu-po Yang-xin Dan ("Pílula Âmbar para Nutrir o Coração"), para fortalecer o coração e estabilizar o shen. Além disso, Paul e eu iríamos realizar uma série de exercícios qi-gong que fortalecem o qi e fazem com que ele flua livremente pelo corpo. Também lhe recomendei a acupressão e outras técnicas de massagem. Eu disse a Paul que ele precisaria melhorar sua alimentação, beber menos e perder alguns quilos.

Paul pareceu aliviado ao descobrir que provavelmente não iria precisar de cirurgia ou de medicamentos, mas admitiu saber pouco sobre Medicina Chinesa além daquilo que o seu amigo havia-lhe dito. Conquanto eu tenha assegurado a ele que o tratamento iria ajudá-lo a reequilibrar seu corpo, mesmo se ele não compreendesse totalmente o processo, eu também lhe disse que os benefícios seriam ainda maiores se ele reservasse algum tempo para estudar a teoria e a prática da Medicina Chinesa. Seis meses depois, a pressão arterial de Paul estava dentro dos limites normais, sua angina era esporádica e, com base em radiografias especia-

ACUPUNTURA E MEDICINA CHINESA 143

lizadas, detectamos sinais de que a sua doença cardíaca tinha começado a reverter. Ele também parecia mais relaxado e receptivo do que na primeira vez em que eu o vira, e mais propenso a aceitar a energia e a alegria no mundo à sua volta e dentro de si, e a contribuir para ela.

A medicina com uma história

Há mais de 2.500 anos, um texto conhecido como *Princípios de Medicina Interna do Imperador Amarelo* foi compilado por um grupo desconhecido de curadores da China. Este primeiro grande tratado sobre medicina chinesa que chegou até nós descreve em linhas gerais uma abordagem em relação à vida e à saúde que ainda é praticada por mais de um quarto da população da Terra e que conta com um número cada vez maior de seguidores nos Estados Unidos. Trata-se de uma filosofia complexa e abrangente baseada em princípios taoístas.

Em essência, a filosofia chinesa de saúde baseia-se no ponto de vista de que a humanidade, e cada ser humano individual, é parte de uma criação mais ampla — o próprio universo. Cada um de nós está sujeito às mesmas leis que regem toda a natureza, incluindo as estrelas, os planetas, os animais, as árvores, os oceanos e o solo. De fato, a Medicina Chinesa refere-se aos fluxos de fluidos e de energia do corpo, como canais e rios, e ao estado do corpo como um todo nos termos dos elementos naturais — secura, calor, frio, umidade, vento.

Segundo a filosofia chinesa, os seres humanos representam a junção entre o céu e a terra e, portanto, uma fusão de forças cósmicas e terrenas. De fato, os seres humanos *são* a natureza e, assim, estão sujeitos a seus padrões cíclicos naturais de fluxos e refluxos, e o estado de saúde de nosso universo, do nosso planeta e de nosso corpo estão todos relacionados através do mesmo sistema unificado conhecido como *Tao*. Quando alguma parte deste ciclo unificado torna-se desequilibrada, podem ocorrer desastres naturais (como inundações ou secas) ou doenças. Aquilo que faz mal à Terra faz mal a cada um de nós, e curar o corpo é promover a saúde e o bem-estar de todo o universo.

Antes de você descobrir de que modo a Medicina Chinesa vê as doenças cardíacas e como você poderia beneficiar-se com esse sistema de cura, leia um resumo de alguns dos princípios gerais da filosofia chinesa:

YIN/YANG: EQUILÍBRIO INTERNO

De acordo com a Medicina Chinesa, a saúde é determinada pela nossa capacidade de conservar um ambiente interno equilibrado e harmonioso. A harmonia interna é expressa através do princípio yin/yang, no qual duas forças opostas se unem para criar tudo o que existe no universo. O yin tem conotações de frio, escuro e úmido, enquanto o yang é brilhante, quente e seco. O yin é tranqüilo, estático e inativo, enquanto o yang é dinâmico, ativo e expansivo.

Num ser humano, a Medicina Chinesa considera que as partes do corpo podem ter mais qualidades yin ou yang. O mesmo é verdadeiro para todos os processos fisiológicos. Cada órgão do corpo, por exemplo, é visto como sendo mais yin ou mais yang. Os órgãos yin são os mais sólidos — o coração, o baço, os pulmões, os rins e o fígado. Os órgãos mais funcionais e ocos — o intestino delgado, o estômago, o intestino grosso e a bexiga — são os órgãos yang. Os órgãos apóiam-se e equilibram-se mutuamente para manter o equilíbrio yin/yang no organismo como um todo. Quando o yin/yang torna-se desequilibrado, podem ocorrer sintomas, os quais reconhecemos como doença e má saúde.

QI: A FORÇA DA VIDA

Um outro princípio fundamental da Medicina Chinesa diz que a saúde é mantida quando a energia, conhecida como qi, consegue fluir livremente por todo o corpo. Segundo a filosofia chinesa, o qi é a energia essencial à vida. Todas as funções de nosso corpo e da nossa mente são manifestações do qi, e a saúde do seu corpo é determinada por um fluxo suficiente, equilibrado e ininterrupto do qi. O qi assegura o adequado funcionamento do corpo por manter o sangue e os outros fluidos circulando para aquecer o corpo, combater as doenças e proteger o corpo contra forças negativas oriundas do ambiente externo.

O qi circula pelo corpo ao longo de um circuito de caminhos contínuos chamados meridianos. Esses meridianos fluem ao longo da superfície do corpo e através dos órgãos internos. Quando você está saudável, há uma abundância de qi fluindo suavemente pelos meridianos e pelos órgãos, o que faz com que o seu corpo funcione de forma harmoniosa e equilibrada.

FATOS RELACIONADOS AO CORAÇÃO

MEDICINA ENERGÉTICA
E ACUPUNTURA

Pesquisas atuais realizadas nos Estados Unidos relacionam a eficácia da acupuntura a das correntes elétricas do corpo humano — correntes que são medidas por procedimentos diagnósticos tão conhecidos como o ECG (eletrocardiograma) e o EEG (eletroencefalograma). Os cientistas descobriram que o sistema tradicional chinês de meridianos e de pontos de acupuntura são notavelmente exatos no que se refere à localização do fluxo de energia através do corpo, dando um toque de modernidade ao antigo conceito de qi.

Por outro lado, se o qi ficar bloqueado em um dos meridianos, o órgão que supostamente deveria ser revitalizado por essa energia não recebe qi suficiente para realizar suas funções. O terapeuta chinês procura localizar o bloqueio e eliminá-lo, para assim restaurar o fluxo de energia através do corpo. A angina, por exemplo, um dos principais sintomas de doença cardíaca, muitas vezes é evidenciada por uma dor no braço, ao longo do meridiano do coração.

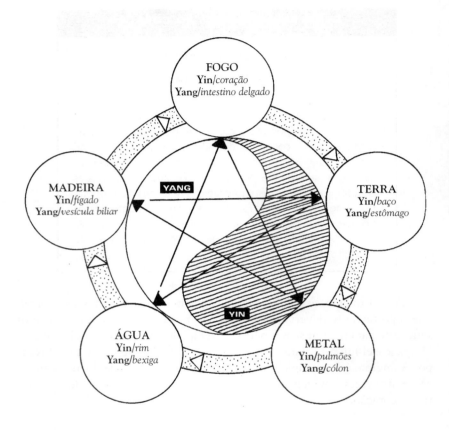

Segundo a tradição chinesa relacionada à medicina e à saúde, todos os aspectos do ser humano e do universo são mantidos num intricado estado de equilíbrio que, se perturbado, pode resultar em doença ou em desarmonia. O yin e yang, e as Cinco Fases, representadas acima, mostram as relações entre as estações do ano, as partes de nosso corpo, nossas emoções e, até mesmo, entre propriedades como temperatura, cor e sabor.

AS CINCO FASES

Um outro componente da Medicina Chinesa é a chamada Teoria das Cinco Fases. Esta teoria proporciona uma estrutura coerente para o fluxo de qi e o equilíbrio entre yin e yang. O sistema coloca todos os fenômenos naturais em cinco categorias. Cada uma delas representa um estágio do ciclo anual através das estações. As cinco categorias são madeira (primavera), fogo (verão), terra (fim do verão), metal (outono) e água (inverno). Fazendo a ligação entre as estações do ano, os aspectos da natureza e os órgãos do corpo, as Cinco Fases refletem os aspectos diversificados e sempre mutáveis da natureza, ao mesmo tempo que conferem uma estrutura unificada ao universo.

Conforme mostra a ilustração, o significado das Cinco Fases fica mais claro se representado como um ciclo criativo onde cada fase apóia e promove as atividades da fase seguinte. No corpo humano, cada uma das cinco estações relaciona-se com um órgão yin e um órgão yang: a primavera é associada ao fígado (yin) e à vesícula biliar (yang), o verão como o coração (yin) e o intestino delgado (yang), o final de verão com o baço (yin) e com o estômago (yang), o outono com os pulmões (yin) e o intestino grosso (yang) e o inverno com os rins (yin) e a bexiga (yang).

A consulta ao médico ou ao acupunturista chinês

Assim como a maioria das outras modalidades da medicina natural, a Medicina Chinesa não tem indicações de diagnóstico ou tratamentos padronizados. Em vez disso, cada paciente é avaliado com base na sua constituição única e no seu nível de energia. Os médicos chineses procuram, basicamente, tratar as doenças, restaurando o yin/yang e um saudável fluxo do qi no organismo. Em geral, são usadas três formas de tratamento, muitas vezes combinadas: ervas, acupuntura e um programa de exercício conhecido como qi-gong. Mais adiante, neste capítulo, esses três tratamentos serão explicados com maiores detalhes. Vejamos a seguir o que você poderá esperar se decidir por procurar um praticante de Medicina Chinesa.

Muitos americanos, acostumados com as técnicas e tecnologias da medicina ocidental, ficam surpresos com o tipo de exame feito por alguém que pratica Medicina Chinesa. Passa-se muito mais tempo do que o usual discutindo-se os sintomas que, antes de mais nada, levaram você a procurar um médico — talvez a necessidade de baixar a pressão arterial ou aliviar a dor da angina — bem como os aspectos de sua vida e estilo de vida que possam ser relevantes para seu estado geral de saúde.

O médico poderá, por exemplo, perguntar como você reage ao calor e ao frio, à umidade e à secura, às variações sazonais e ao ciclo noite-dia, em termos de mudanças no humor e na sensação de bem-estar. Outras perguntas talvez digam respeito ao funcionamento do intestino, à menstruação e aos hábitos alimentares e de ingestão de bebidas alcoólicas. As suas respostas darão ao médico uma idéia da parte do seu organismo que está desequilibrada e do tipo de tratamento que você talvez precise para voltar ao estado de harmonia.

UM MÉDICO DIFERENTE

O exame físico também é bem diferente daquele que você poderia esperar. O médico chinês dá grande importância ao exame do pulso. Com efeito, ele vai tomar seu pulso doze vezes, seis de cada lado, relacionando cada pulsação com um órgão diferente do seu corpo. A pulsação também está relacionada com os meridianos — os canais energéticos que se estendem pelo corpo.

O seu médico talvez passe algum tempo examinando sua língua, pois, de acordo com os princípios da Medicina Chinesa, ela revela muita coisa sobre o seu corpo através de seu revestimento, cor e forma. Ao examinar sua língua, o médico também está tentando localizar a parte de seu corpo em que o fluxo do qi foi interrompido. O abdômen também é importante em alguns sistemas de acupuntura e, portanto, o praticante da Medicina Chinesa poderá pressionar pontos do seu estômago para sentir regiões doloridas, áreas frias e quentes e a pulsação no umbigo. Por fim, o médico examinará os seus meridianos em busca de sinais de sensibilidade à dor, mudanças de temperatura e outras irregularidades nos tecidos.

Medicina chinesa e doença do coração

Na Medicina Chinesa, a maioria das doenças cardíacas pode ser relacionada a um problema no meridiano do fígado. De fato, o fígado é chamado de "mãe do coração". (Os médicos que praticam a Medicina Chinesa afirmam que os problemas de um órgão freqüentemente têm sua origem no seu órgão-mãe.) Todavia, outros problemas podem ser causados por um esgo-

ACUPUNTURA E MEDICINA CHINESA 149

tamento da energia dos rins. Como os rins significam água e o coração, fogo, um esgotamento da água levará a um problema de excesso de fogo, prejudicando o coração. Um terceiro tipo de problema cardiovascular envolve a própria energia do coração. Como o coração é a sede do espírito, na Medicina Chinesa, este espírito poderá vir a ser perturbado pela depressão e por outros transtornos emocionais.

Como a natureza da Medicina Chinesa é extraordinariamente individualizada, é impossível dizer como poderá ser o procedimento de diagnóstico no seu caso em particular. Todavia, voltando à história de caso apresentada no início deste capítulo, podemos ver de que modo se pode fazer um diagnóstico de doença cardíaca e hipertensão arterial, usando-se os princípios da Medicina Chinesa.

Embora comedido, Paul Jones, o nosso paciente, parecia irritado e tenso, indicando que o qi de seu fígado não estava fluindo bem ou estava bloqueado. A língua vermelha e intumescida e o pulso vigoroso e bem marcado confirmavam isso. As pulsações no coração, nos rins e no fogo estavam fracas, ele falava muito rápido e tinha sensibilidade nas áreas do coração e dos rins, ao redor do esterno e na parte superior das costas, o que indicava pouco qi no coração e a natureza crônica do problema, que havia exaurido o qi dos rins. Por fim, seu semblante e aspecto deprimidos sugeriam que o shen — o espírito — não estava sadio.

No caso de Paul, optei por tratar o seu problema com uma combinação de todas as três formas de terapia chinesa: a acupuntura e a massagem, a fitoterapia e o qi-gong ou exercício de liberação de energia.

A ACUPUNTURA E A MASSAGEM

Existem no corpo humano mais de mil "pontos de acupuntura", áreas que podem ser estimuladas para se aumentar o fluxo do qi. Quando agulhas especiais são inseridas nesses pontos, elas ajudam a restabelecer o fluxo de energia e, assim, a restaurar a saúde. O ponto de inserção das agulhas depende da localização do problema e do modo como o terapeuta pretende influenciar o qi. A inserção de agulhas muito finas é quase indolor, embora haja uma ligeira alfinetada quando a pele é perfurada. O médico sempre toma o cuidado de evitar vasos sangüíneos e os órgãos principais.

As agulhas de acupuntura precisam ser inseridas a uma profundidade de cinco a cinqüenta milímetros ou mais, dependendo de uma variedade de fatores, como o tamanho do paciente e a parte do corpo em questão. As agulhas são deixadas no local desde alguns segundos até uma hora; o tempo médio é de 20 minutos. Juntamente com as agulhas, a moxibustão é muitas vezes usada para aquecer e tonificar o qi do corpo. Ervas especiais chamadas moxa e derivadas da artemísia são aquecidas um pouco acima ou sobre um ponto de acupuntura específico.

No caso de Paul, optei por movimentar o qi do fígado "bloqueado", inserindo agulhas nos pontos do fígado e da vesícula biliar, situados nos pés. Dessa forma a energia seria desbloqueada e chegaria ao coração. Nos tratamentos subseqüentes, eu fortaleceria o coração, usando pontos situados nos meridianos do fogo do braço e em suas ligações com o peito e com as costas. A aplicação da moxa sobre esses pontos aquece o coração e corrige a deficiência do qi. Pontos especiais em torno do esterno e na região interna do pulso amenizam a perturbação do shen. Finalmente, o fortalecimento do rim mediante o estímulo das agulhas nos pontos sobre o abdômen e as pernas ajuda a aumentar a reserva de energia.

AS ERVAS

O uso de ervas é uma parte essencial da Medicina Chinesa tradicional. Elas são usadas para reorganizar os elementos constituintes do corpo (o qi, sangue e os fluidos corporais) dentro dos meridianos e órgãos internos, bem como para ajudar o corpo a adaptar-se à influência de qualquer agente externo.

De maneira geral, a Medicina Chinesa usa combinações de diversas ervas para produzir efeitos específicos. Uma combinação usada para tratar uma doença cardíaca (e que eu prescrevi no caso de Paul) é chamada Xiao Yao San ("Andarilho Livre e Sossegado") e arrefece a energia bloqueada do fígado. Além dessas combinações, as ervas podem ser acrescentadas de acordo com sintomas específicos. As ervas diuréticas, por exemplo, como o fungo *Poria cocos*, podem ser prescritas para alguém cuja hipertensão arterial esteja relacionada à retenção de água.

As ervas são administradas de muitas formas diferentes, incluindo comprimidos, tinturas, pós e cápsulas. Podem também ser utilizadas ervas frescas; nesse caso, a pessoa deve fervê-las em água e beber a infusão coada. As ervas em geral são usadas por um período de uma a duas semanas.

QI-GONG

Uma terceira forma de terapia chinesa é o qi-gong, cuja tradução literal é "exercícios de energia". O qi-gong aumenta o qi e favorece seu fluxo através do corpo. Esses exercícios são eficazes para desenvolver a força interior, acalmam o espírito e ajudam a manter o estado natural de equilíbrio interno e de harmonia do corpo ou, se houver alguma perturbação, a restaurar esse equilíbrio.

Existem vários tipos diferentes de qi-gong. Alguns exercícios são semelhantes à calistenia ou aos movimentos isométricos, outros são posturas de meditação, e outros ainda incluem o estímulo de pontos de acupressão através de massagens. Exercícios respiratórios, semelhantes àqueles descritos no Capítulo 7, servem para trazer o corpo de volta a um estado de relaxamento e de harmonia.

Na postura básica do qi-gong fica-se de pé, com as costas eretas, os joelhos ligeiramente curvados, os pés afastados um do outro e os braços à frente do corpo. Você então imagina que está segurando uma "bola de qi" diante do corpo. Esta postura é mantida durante um tempo que varia de alguns minutos a meia hora, e irá melhorar sua circulação, aquecer suas mãos e relaxá-lo.

Para o caso específico de problemas cardíacos existe um qi-gong do coração, que consiste em usar a palma da mão direita para massagear a parte esquerda do peito, em movimentos circulares na região mamária esquerda, ao mesmo tempo que se repete silenciosamente o som "Ho". Esta forma de massagem também pode ser feita por um acupunturista qualificado, o qual estará usando o próprio qi para movimentar e liberar o seu qi.

Finalmente, existem pontos de massagem para ajudar a tratar a angina e os ataques cardíacos (entre a 7ª e a 8ª vértebras da coluna vertebral), para a insuficiência cardíaca (os pontos dos rins, ao longo de cada lado do esterno), para hipertensão arterial (na parte externa da dobra do cotovelo) e para arritmias (a três dedos da dobra do pulso, na face interna do braço). Conquanto as massagens e os pontos de acupressão possam ser facilmente aprendidos para uso próprio, é importante que você aprenda inicialmente a técnica com um acupunturista qualificado.

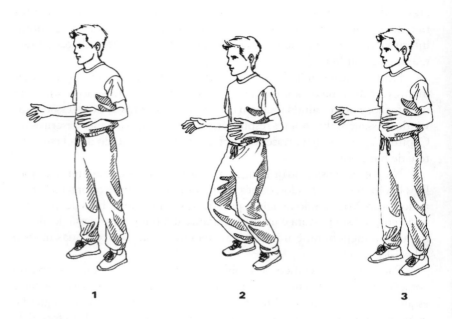

1 2 3

O qi-gong é um antigo exercício chinês que estimula e equilibra o fluxo do qi — ou energia vital — ao longo dos canais energéticos do corpo. Uma postura básica do qi-gong, ilustrada acima, destina-se a ajudá-lo a manter e a controlar a energia dentro e fora de seu corpo. 1) Fique de pé, com o tronco ereto e as palmas das mãos voltadas uma para a outra, e respire fundo. 2) Dobre os joelhos e agache-se um pouco. Ao expirar, pronuncie a sílaba "choo". 3) Volte lentamente a ficar de pé, retornando à postura inicial e completando a inspiração. Repita o exercício.

As exigências para a concessão de licença para praticar a acupuntura variam de Estado para Estado, nos Estados Unidos. Em alguns Estados só os médicos são autorizados a praticar acupuntura; outros Estados exigem licenças específicas para acupunturistas. Os acupunturistas licenciados precisam ter um certificado de âmbito nacional ou passar por um exame equivalente e os médicos precisam completar um mínimo de 225 horas de treinamento — quantidade estabelecida pela Organização Mundial de Saúde.

O final do século XX parece ser uma época empolgante para a medicina nos Estados Unidos e em todo o mundo. À medida que os preceitos da Medicina Chinesa tradicional — com sua ênfase nos cuidados pessoais e na harmonia interna como forma de manutenção da saúde — tornarem-se mais bem conhecidos e compreendidos, teremos menos necessidade de intervenções cirúrgicas e farmacológicas de alta tecnologia e, muitas vezes, de elevado custo. E poderemos desfrutar o melhor dos dois mundos, o oriental e o ocidental.

No Capítulo 10, você vai aprender sobre um outro sistema de pensamento, que foi desenvolvido na Índia e também aborda a saúde e a doença de um ponto de vista holístico e natural.

> "O homem é o epítome
> do universo.
> Há no homem tanta
> diversidade quanto
> no mundo exterior, e
> há no mundo
> tanta diversidade
> quanto no homem."

Princípio ayurvédico

Medicina Ayurvédica

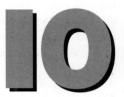

Há 2.500 anos, no quinto século antes de Cristo, uma filosofia de saúde conhecida como Ayurveda foi desenvolvida na Índia. Hoje, milhões de pessoas em todo o mundo usam esses conhecimentos antigos como base para seus conceitos de bem-estar. Na verdade, a palavra sanscrítica *ayurveda* significa "a ciência da vida e da longevidade".

Tal como sua prima, a Medicina Tradicional Chinesa, a Medicina Ayurvédica vê cada indivíduo como uma extensão do universo e a saúde como um estado de equilíbrio dentro do corpo e entre o corpo e o universo. Na Ayurveda, assim como na maioria dos sistemas holísticos de saúde e de cura, não existe uma linha divisória entre o corpo, a mente e o espírito, e a doença pode ser causada por desequilíbrios físicos, psicológicos e espirituais. Se houver harmonia entre a mente e o espírito da pessoa, o corpo também será saudável. Mas se a consciência estiver cheia de conflitos, o "eu" físico será tomado pela doença. Segundo este ponto de vista, toda doença envolve fatores físicos e espirituais e, portanto, requer tratamento em ambos os níveis.

A Ayurveda também afirma que tudo na vida — incluindo a doença — consiste de aprendizado e de desenvolvimento do conhecimento de si próprio. Assim, a doença é vista como uma oportunidade para reexaminarmos nossa vida física e espiritual, com o propósito de corrigir desequilíbrios e retornar a um estado de sintonia com a energia da natureza e do universo. A doença, portanto, é uma forma saudável de nos aproximarmos daquilo que é conhecido como a consciência cósmica.

Os princípios da medicina ayurvédica

A força vital, conhecida como qi na Medicina Chinesa, é chamada de "prana" na Ayurveda. Prana é a força que anima a vida, proporcionando vitalidade e resistência a todo ser humano. A Ayurveda também ensina que, dentro de cada um de nós, existe um agente de cura divino, uma consciência cósmica que, se for adequadamente direcionada, pode restituir ao corpo a energia e o equilíbrio. Na Medicina Ayurvédica o tratamento da doença procura fortalecer e direcionar a consciência cósmica do indivíduo.

O equilíbrio e a harmonia são mantidos pelo que na Medicina Ayurvédica é conhecido como os *três doshas* — forças de energia que atuam sobre as substâncias e sobre os órgãos do corpo. Quando os três *doshas* estão equilibrados, o corpo funciona harmoniosamente, tendo como resultado uma boa saúde. Quando os três *doshas* ficam desequilibrados, gera-se a doença.

OS TRÊS DOSHAS E O TIPO METABÓLICO

Embora todos tenhamos elementos de cada um dos três *doshas* dentro de nós, a tradição ayurvédica acredita que cada pessoa também tem um tipo de corpo específico, o qual recebe igualmente o nome de *dosha*. O seu *dosha* é determinado pela forma de seu corpo, pela sua personalidade e por muitos outros atributos das funções corpóreas. Uma vez determinado o seu *dosha*, o seu terapeuta ayurvédico poderá prescrever o tipo correto de alimentação, de exercícios e de rotinas diárias para mantê-lo em condições ótimas de saúde. Como a principal meta da Medicina Ayurvédica é, antes de mais nada, impedir que a doença ocorra, a compreensão do seu próprio *dosha* e a adoção de um estilo de vida planejado para manter o seu *dosha* equilibrado adquire grande importância.

Conquanto o tipo metabólico de cada pessoa seja determinado por um *dosha* predominante, todos os três *doshas* estão presentes em cada pessoa e em cada uma das células do corpo. Em geral, o equilíbrio entre os *doshas* criará um estado de vitalidade em que as qualidades físicas, emocionais e intelectuais estão equilibradas. É importante lembrar-se de que os *doshas* são fatores de doença física e psicológica. Um ou mais *doshas* desequilibrados criam tanto perturbações mentais ou emocionais como problemas físicos. De fato, a principal causa de doença na Ayurveda é a chamada "falta de inteligência" ou *prajnaparadha*. Prajnaparadha é uma falta de compreensão da harmonia natural da vida e de como nos adaptarmos a ela, coisa que freqüentemente é resultado do medo, do desejo, da ganância ou de outras forças destrutivas que nos impedem de confiar na consciência divina, para que ela traga paz e equilíbrio para a nossa existência.

A seguir estão breves descrições de cada tipo de *dosha* e do modo como ela se aplica a cada tipo de corpo:

Vata representa a força da energia cinética dentro do corpo. Ela ativa o organismo e é responsável pela respiração e pela circulação do sangue. As sedes do vata são o intestino grosso, a cavidade pélvica, a pele, os ouvidos e as coxas. Os órgãos associados ao vata incluem os ossos, o cérebro (especialmente a atividade motora), o coração e os pulmões (no ato de respirar).

Se você tiver um corpo predominantemente do tipo vata, você tenderá a ser magro, com feições características e pele fria e seca. Você poderá ter um padrão rápido de fala e pulso débil. Os vatas tendem a ser rabugentos e vivazes e a ter mente ativa e criativa. Eles têm horários irregulares e são particularmente propensos à ansiedade e a perturbações nos órgãos vata. A estação do vata é o outono — uma estação seca e com muito vento, durante a qual as pessoas vata tendem a desenvolver artrite, reumatismo e constipação.

O *dosha kapha* é responsável pela força física e pela estabilidade. Ele mantém unida a estrutura do corpo e está localizado no peito, nos pulmões e no fluido espinhal. Os órgãos associados ao kapha incluem o cérebro (basicamente, armazenamento de informações), as articulações, a linfa e o estômago. Se tiver um tipo de corpo predominantemente kapha, você tende a ter uma constituição pesada e a pele fria e oleosa. Os kaphas costumam ser pessoas tranqüilas e tolerantes, que demoram para se irritar, mas têm tendência a procrastinar. Eles dormem por longas horas e podem comer não tanto pelo prazer físico, mas sim pela satisfação emocional que a comida lhes proporciona. Os tipos kaphas são particularmente propensos à obesidade e, portanto, a doenças cardíacas, bem como às doenças dos órgãos kapha, tais como alergias e sinusites. A estação kapha é o inverno, quando o sistema respiratório está particularmente suscetível a resfriados e à congestão nasal.

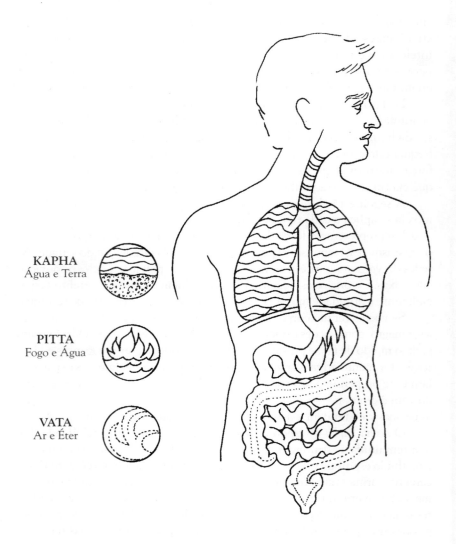

A Medicina Ayurvédica baseia-se no conceito de três diferentes tipos metabólicos de corpo chamados doshas. Acredita-se que aspectos destes diferentes tipos de corpo, conhecidos como vata, pitta e kapha existam em áreas específicas do corpo de cada indivíduo, conforme está descrito no diagrama acima.

MEDICINA AYURVÉDICA 159

Pitta rege os processos metabólicos das células. Os órgãos associados ao pitta incluem o sangue, o cérebro (especialmente memória e aprendizado), hormônios (quando estimulam a atividade), fígado, intestino delgado e baço. Se você tiver um corpo do tipo pitta você tenderá a ter constituição mediana, cabelos finos e pele quente e rosada. Os pittas são organizados, trabalham com afinco e têm hábitos muito regulares de sono e de alimentação; sua necessidade de ter uma estrutura pode empurrá-los em direção ao perfeccionismo. Embora geralmente sensíveis e afetuosos, uma pessoa na qual predomine o *dosha* pitta pode também apresentar rápidas explosões de cólera. Os pittas tendem a ser acometidos por acne, hemorróidas e úlceras, podendo freqüentemente sentirem-se quentes e sedentos. A estação pitta é o verão, quando o calor e a luz brilhante podem agravar os distúrbios relacionados aos indivíduos pitta, incluindo erupções cutâneas, diarréia e outros problemas inflamatórios.

PRINCÍPIOS DE DIAGNÓSTICO E TRATAMENTO

Como acontece em muitas formas de medicina alternativa, o processo de diagnóstico da Medicina Ayurvédica baseia-se muito mais na capacidade de observação e de inquirição do terapeuta do que em exames de laboratório e em técnicas de imagens. Se você for como a maioria dos americanos e estiver mais familiarizado com as técnicas ocidentais, você poderá surpreender-se quando o terapeuta ayurvédico começar a cheirar e a tocar a sua pele para examinar todos os aspectos de seu corpo e de seu comportamento pessoal. Não fique alarmado, porém; é assim que o seu problema será diagnosticado e que se chegará a um tratamento.

O seu exame provavelmente vai começar quando o terapeuta ayurvédico tomar o seu pulso. Na verdade, ele vai sentir sua pulsação em doze lugares diferentes no seu pulso — seis no pulso direito e seis no esquerdo. O exame dos pulsos vai fornecer ao terapeuta informações sobre o fluxo do prana — energia — através do corpo e sobre a saúde geral de cada órgão interno.

Outro importante instrumento de diagnóstico — usado na Medicina Ayurvédica e também na Medicina Tradicional Chinesa — é o exame da língua. De acordo com a tradição ayurvédica, cada área da língua está relacionada com um diferente órgão do corpo; assim, ao observar a superfície da língua, o terapeuta pode dizer muitas coisas sobre a ordem ou desordem interna dos *doshas*. Uma língua esbranquiçada, por exemplo, indica um desequilíbrio do kapha, e uma língua escura indica uma perturbação vata nos órgãos representados pelas áreas escurecidas da língua. O médico provavelmente pedirá também exames de fezes e de urina.

Além disso, o seu terapeuta ayurvédico vai lhe fazer muitas perguntas sobre seu histórico médico, seus sintomas atuais e sobre seus sentimentos de forma geral, acerca de sua vida pessoal e de suas condições físicas. O seu terapeuta não apenas vai tomar nota *do que* você diz, mas também do *modo* como faz isso: a força e a sinceridade de sua voz (ou a falta dessas qualidades) podem refletir sua disposição para aceitar a responsabilidade por sua própria saúde.

Com base nos resultados desses e de outros exames, um médico ayurvédico vai identificar desequilíbrios nos *doshas* e as doenças assim produzidas. Depois do diagnóstico, é desenvolvido um plano de tratamento que tem como principal objetivo a eliminação da causa original da doença e, assim, o restabelecimento do equilíbrio entre os *doshas*.

Todo tratamento inclui a seleção dos alimentos e a nutrição, o uso de ervas, exercícios de yoga, meditação, massagens e óleos essenciais e exercícios respiratórios. O médico talvez peça para que você comece o tratamento fazendo uma detoxificação, para eliminar do corpo as impurezas ou toxinas que muitas vezes são produzidas por alimentos que não foram digeridos e absorvidos. A detoxificação pode consistir em indução de vômitos, em enemas, na purificação do sangue (mediante sangrias e o uso de ervas para afinar o sangue) e na realização de duchas nasais. Em seguida, o seu terapeuta talvez lhe peça que você entoe cânticos e faça determinados exercícios de yoga, de meditação, um processo conhecido como *paliação*. A paliação também envolve longos banhos de sol, em posição deitada. A administração de determinadas ervas que estimulam a cura também é incluída neste estágio.

Depois do regime de purificação, o terapeuta ayurvédico poderá prescrever-lhe um período de *tonificação*. Durante a tonificação você irá consumir determinadas ervas e fazer certos exercícios de meditação, de yoga e de respiração. Um outro passo no método ayurvédico de cura envolve a meditação mental e espiritual, chamada *satvajaya*. A satvajaya tem por meta a redução do *stress* psicológico e emocional, bem como a eliminação de idéias e de emoções negativas.

Medicina ayurvédica e doenças cardíacas

Na Medicina Ayurvédica, assim como na Medicina Chinesa, a sede da consciência é o coração e não o cérebro. Por isso, a doença cardíaca freqüentemente reflete profundos problemas de identidade, de sentimento e de consciência que mantemos ocultos dentro de nós. As causas das doenças cardíacas, segundo a tradição ayurvédica, podem incluir alimentação errada, trauma físico ou emocional, emoções suprimidas e/ou excesso de ansiedade.

As doenças cardíacas podem ocorrer em qualquer dos três *doshas*. A doença cardíaca vata é indicada por palpitações e aperto na área do peito, bem como por uma sensação de inquietude, de medo e de ansiedade. As pessoas que sofrem da doença cardíaca pitta podem ficar ruborizadas, ter sangramentos pelo nariz e vomitar fluidos ácidos. Em termos psicológicos, uma pessoa com a doença cardíaca pitta é nervosa e irritadiça e pode apresentar acessos de cólera que agravam os outros sintomas. Aqueles do tipo kapha, por outro lado, talvez sintam a doença cardíaca como um peso no peito, podendo desenvolver uma tosse persistente e, muitas vezes, sentir cansaço. Essas pessoas também poderão ser teimosas, cúpidas e incapazes de controlar suas emoções.

Na Medicina Ayurvédica, o tratamento de todos os tipos de doença cardíaca depende completamente dos atributos emocionais, espirituais e físicos de cada indivíduo. Algumas prescrições gerais incluem:

Relaxamento e meditação. Como o coração é a sede da consciência e da energia espiritual, o primeiro passo rumo à saúde deveria incluir um período de descanso físico, espiritual e emocional. Você talvez descubra, como muitas pessoas fizeram, que os exercícios de yoga e de meditação irão ajudá-lo a estabelecer contato com os verdadeiros anseios do seu coração.

Detoxificação. O primeiro passo neste processo é eliminar o fumo, o álcool e o maior número possível de poluentes ambientais. Outros métodos de detoxificação, semelhantes àqueles descritos anteriormente, devem ser executados com cuidado e apenas sob supervisão.

Alimentação. Além de prescrever uma dieta que irá ajudá-lo a restaurar seu desequilíbrio específico no *dosha*, um terapeuta ayurvédico provavelmente vai recomendar que você coma alimentos ricos em antioxidantes, como betacaroteno e as vitaminas C e E. É muito provável que ele recomende a inclusão de cebola e de alho na sua dieta. Além do mais, a sua dieta de modo geral será avaliada e serão feitas recomendações com base em seu *dosha* específico.

Remédios à base de ervas. Existem diversas ervas que podem ajudar a fortalecer o seu coração; uma vez mais, um terapeuta irá recomendar diferentes ervas, dependendo do desequilíbrio em seu *dosha* específico e de sua provável causa.

Tal como sua prima, a Medicina Tradicional Chinesa, a Medicina Ayurvédica é uma filosofia abrangente e complexa, que envolve muito mais do que o diagnóstico simples e tratamento de uma determinada doença. Escolher a Medicina Ayurvédica como uma forma de tratar sua doença cardíaca implica muito provavelmente considerar seu corpo e sua espiritualidade sob um novo prisma, e isso requer que você faça mudanças significativas em seus hábitos de exercício e de alimentação, bem como em seu contexto espiritual. Se você não estiver familiarizado com a filosofia ayurvédica, será necessário estudar a questão de uma forma muito mais profunda, antes de tomar essa decisão. (Veja Leitura Recomendada.)

No Capítulo 11 vamos tratar de um outro tipo de alternativa holística. Na quiroprática, o foco é o alinhamento da coluna e das articulações como meios de se obter saúde e vitalidade.

"Pratique o
não-fazer e
todas as coisas
entrarão nos eixos."

Lao-Tsé

Medicina Quiroprática

$\mathcal{M}$ais conhecida como uma opção de tratamento para dores lombares e para problemas músculo-esqueléticos, a quiroprática atualmente é a segunda maior área de atendimento primário de saúde no mundo, sendo que, nos Estados Unidos, mais de 15 milhões de pessoas por ano procuram um quiroprático. Além de sua utilidade como terapia para problemas musculares e articulares, a terapia quiroprática revelou-se eficaz como um tratamento complementar para uma ampla variedade de outros males, incluindo hipertensão arterial e doenças cardíacas.

O principal objetivo da terapia quiroprática é o restabelecimento do equilíbrio adequado e da estrutura da coluna vertebral e das articulações. Ao fazer isso, ela restaura a função do sistema nervoso, que se irradia da medula espinhal para os órgãos e tecidos do corpo. Quando a medula espinhal está desalinhada, isso impede o sistema nervoso de transmitir mensagens para os órgãos, músculos e tecidos, os quais, por sua vez, não conseguem funcionar perfeitamente. Disso poderão resultar dor e/ou doença.

A teoria quiroprática afirma que a manutenção do alinhamento da coluna, através de consultas regulares com um quiroprático e da realização de exercícios corretos, irá ajudar o seu corpo a funcionar harmoniosamente, e livrar-se da maior parte dos males. A quiroprática, portanto, pode ser vista como um tratamento de lesões e de doenças e também como um método de prevenção.

Diagnóstico e tratamento quiropráticos

A coluna vertebral é constituída por 24 ossos chamados vértebras, os quais envolvem a medula espinhal, um feixe de tecido nervoso que vai da base do crânio até a parte superior da região lombar. Dos espaços entre as vértebras, saem pares de nervos espinhais que se estendem em direção a todas as partes do corpo. Entre esses nervos, estão os do sistema nervoso simpático e parassimpático, que ajudam a controlar funções como a freqüência cardíaca e a pressão arterial.

Segundo a teoria quiroprática, quando as vértebras ficam desalinhadas — por traumas, *stress* e por desequilíbrios químicos, entre outras coisas — os nervos da área atingida são pressionados. Mensagens enviadas para esses nervos ou provenientes deles são distorcidas e a capacidade do corpo de funcionar harmoniosamente fica prejudicada. Qualquer mudança na função normal das vértebras e dos nervos vizinhos pode produzir uma ampla gama de efeitos em todo o corpo. Os quiropráticos tentam corrigir os desalinhamentos — os quais eles chamam de *subluxações* — para fazer com que o corpo volte a funcionar adequadamente.

Quando você consulta um quiroprático, ele primeiramente tentará fazer um diagnóstico de seu problema, levantando uma detalhada história de seu caso e fazendo um exame físico. De fato, os procedimentos diagnósticos de um quiroprático começam logo que você passa pela porta do consultório e ele observa o modo como você anda, fica de pé e se senta. Seus hábitos alimentares e de exercícios físicos serão avaliados e o quiroprático vai fazer-lhe perguntas sobre os seus sintomas. Durante a parte do exame seguinte ele provavelmente pedirá que você se curve para a frente, para trás e para os lados e faça um movimento rotatório da coluna vertebral. Esses exercícios ajudam o quiroprático a avaliar a extensão dos movimentos de sua coluna e de suas extremidades. Os seus reflexos também serão testados, para que o quiroprático possa avaliar a função dos nervos. Ele provavelmente também vai sentir sua coluna e várias outras articulações — um processo conhecido como palpação — para fazer uma avaliação adicional da mobilidade.

MEDICINA QUIROPRÁTICA   167

Sob certas circunstâncias, poderão ser necessárias radiografias para proporcionar maiores informações ou para confirmar um diagnóstico. Uma vez feito o diagnóstico, o seu quiroprático vai ajudá-lo a desenvolver um plano de tratamento. O tratamento concentra-se em eliminar a subluxação, mediante mobilização e manipulação da coluna. A mobilização poderá ser tanto ativa, na qual você estica o seu corpo de uma determinada maneira, como passiva, em que o quiroprático ajuda o movimento, esticando sua coluna (ou qualquer outra articulação que estiver sendo tratada) além do limite da movimentação passiva para efetuar o ajuste. Num outro processo, conhecido como compressão de alta velocidade, o quiroprático coloca a mão sobre uma determinada vértebra e, então, empurra-a para a frente com uma determinada força e rapidez. A técnica usada para efetuar um ajuste é determinada pelo quiroprático com base em suas próprias necessidades específicas e constituição física.

Quiroprática e doenças cardíacas

De modo geral, as causas das doenças cardíacas incluem fatores genéticos, ambientais e relacionados ao estilo de vida, cujo alívio está bem além da capacidade do terapeuta quiroprático. Muito provavelmente, o quiroprático encaminharia para um médico, para avaliação e tratamento, qualquer paciente com hipertensão arterial, doença coronariana e/ou angina. Ele também poderá recomendar um nutricionista, um fitoterapeuta ou outro terapeuta alternativo para fornecer um apoio adicional.

Todavia, a quiroprática, de diversas maneiras, revelou-se um tratamento complementar útil para as doenças cardiovasculares: primeiro, o alinhamento adequado da coluna faz com que o sistema nervoso autônomo funcione bem. Os dois ramos do sistema nervoso autônomo, o simpático e o parassimpático, precisam funcionar de forma coordenada e em sintonia com o sistema hormonal, para que a função cardíaca e a pressão sangüínea normal sejam mantidas. A parte da coluna vertebral mais ligada à função cardiovascular é a porção superior da região cervical, situada no pescoço.

Em segundo lugar, o ajuste da região torácica da coluna (localizada na porção média das costas) libera os nervos que estimulam a função renal, ajudando o corpo a eliminar sais e água através da produção mais eficiente de urina. Isto reduz o volume de sangue e, portanto, a pressão sangüínea. A manipulação da região torácica também produz efeitos sobre as atividades bioquímicas das glândulas supra-renais, levando a um aumento do hormônio aldosterona. A aldosterona é essencial para a adequada retenção e excreção de sal e água.

Por fim, através da liberação das áreas de tensão da coluna, o quiroprático promove um relaxamento generalizado. Como a redução do *stress* é uma parte essencial de qualquer plano de tratamento cardiovascular bem-sucedido, a quiroprática é particularmente útil para qualquer pessoa que tenha doenças cardiovasculares.

Uma vez mais, embora a quiroprática não seja recomendada como uma estratégia de primeira linha para a maioria das pessoas que sofre de doenças coronarianas e/ou hipertensão arterial, certamente vale a pena utilizá-la como parte de um plano holístico geral para trazer o seu corpo de volta ao estado de equilíbrio natural.

O Capítulo 12 trata de um outro tipo de medicina holística, aquela que se concentra no poder terapêutico das ervas.

"O homem discute,
a natureza age."

Voltaire

Fitoterapia

$\mathcal{A}$fitoterapia, a mais antiga forma de tratamento de saúde conhecida pela humanidade, tem sido usada em todas as culturas ao longo da história. Mesmo hoje, aproximadamente 25% de todos os medicamentos prescritos nos Estados Unidos são obtidos a partir de árvores, de arbustos e de ervas; muitas outras drogas são sintetizadas para imitar um composto natural de uma planta.

De modo geral, os remédios à base de ervas funcionam da mesma maneira que os medicamentos farmacêuticos convencionais. Eles contêm um grande número de substâncias químicas que ocorrem na natureza e que atuam dentro do corpo, e alteram a própria química deste último. Todavia, diferentemente dos medicamentos purificados, as plantas contêm uma grande variedade de substâncias e, portanto, menor quantidade de uma determinada substância química ativa. Este atributo faz com que as plantas sejam menos tóxicas para o corpo do que a maioria dos produtos farmacêuticos.

Um outro benefício das ervas naturais é que elas tendem a conter combinações de substâncias que operam em conjunto para restaurar o equilíbrio do corpo com um mínimo de efeitos colaterais. Um exemplo é a planta ulmária, que contém compostos semelhantes àqueles usados na aspirina e que atuam como antiinflamatórios. Esses compostos, chamados salicilatos, freqüentemente irritam a mucosa do estômago. Porém, diferentemente da aspirina industrializada, a ulmária também contém substâncias que protegem a mucosa gástrica e reduzem a acidez estomacal, proporcionando o alívio da dor e, ao mesmo tempo, protegendo o estômago contra irritação.

Mais importante ainda, assim como outras formas de terapia alternativa, a fitoterapia não procura curar a doença em si, mas, em vez disso, tenta ajudar o corpo a permanecer num estado de equilíbrio que conhecemos como saúde ou a retornar a esse estado. Na tentativa de restaurar a saúde, os fitoterapeutas investigam o estilo de vida e os hábitos alimentares de seus pacientes, para desenvolver um plano de tratamento individualizado. Eles fazem uma investigação muito mais profunda do que aquela que seria feita pela maior parte dos médicos ortodoxos.

Os remédios à base de ervas constituem uma parte importante de muitas outras abordagens tradicionais de medicina e saúde, incluindo as Medicinas Chinesa e Ayurvédica. Embora esses sistemas compartilhem uma meta em comum — a restauração da harmonia interna — cada um deles pode usar as ervas de uma forma ligeiramente diferente, dependendo do problema diagnosticado e do modo como o corpo é visto.

Dito isso, existem algumas generalizações que podemos fazer sobre o modo como as diferentes ervas atuam sobre o corpo e a maneira pela qual elas podem ser usadas para tratar doenças específicas. Algumas ervas atuam melhor como antiinflamatórios, aliviando os sintomas da inflamação ou reduzindo diretamente a resposta inflamatória dos tecidos. Outras são conhecidas como eficazes antimicrobianos, ajudando o corpo a resistir a bactérias e vírus ou a destruí-los. Outras ervas são mais bem utilizadas como estimulantes para o sistema digestivo.

As ervas podem ser usadas como parte de uma abordagem holística para o tratamento de doenças cardíacas que inclua uma dieta, exercícios adequados e redução do *stress*. As ervas que podem ajudar o corpo a restaurar o funcionamento adequado do sistema cardiovascular são aquelas com ação hipotensiva (redução da pressão arterial), diurética (redução de fluidos), calmante (redução da ansiedade) e tonificante (aumento da energia).

Nunca é demais enfatizar que não existem prescrições fixas na fitoterapia ou em qualquer forma de terapia alternativa. Como acontece em qualquer programa de dieta, de suplementação nutricional ou rotina de exercícios, a fitoterapia para o caso específico da doença cardíaca deve ser planejada cuidadosamente por um profissional treinado, que tenha dedicado o tempo necessário para examiná-lo. Além disso, cabe a você aprender o máximo possível sobre seu corpo, sua saúde e sobre as ervas prescritas pelo seu terapeuta.

> **FATOS RELACIONADOS AO CORAÇÃO**
>
> Dentre as 250.000 a 500.000 diferentes espécies de plantas que existem atualmente, apenas cerca de 5.000 foram estudadas quanto a possíveis aplicações médicas.

Com efeito, um fator que o fitoterapeuta leva em conta ao fazer o diagnóstico e ao tratar um paciente é o quanto a pessoa se mostra disposta a aceitar a responsabilidade pela própria saúde.

Na primeira consulta com um fitoterapeuta você deve esperar que o profissional levante seu histórico médico completo (incluindo os medicamentos e suplementos vitamínicos que você estiver tomando) e, possivelmente, que ele o submeta a um exame físico. O fitoterapeuta, então, prescreveria um ou mais medicamentos naturais com o objetivo de fortalecer o seu organismo e aliviar os seus sintomas.

As ervas são comercializadas de várias formas, incluindo as seguintes:

- *Ervas integrais:* Plantas ou partes de plantas que são secas e cortadas ou transformadas em pó para serem usadas em infusões.
- *Cápsulas e comprimidos:* Um ramo da fitoterapia em rápido crescimento são as cápsulas e comprimidos, que permitem que as ervas sejam tomadas rapidamente, e sem que seja necessário sentir-lhes o gosto.
- *Extratos e tinturas:* Extratos e tinturas são produzidos pela trituração de raízes, das folhas e/ou das flores de uma erva, seguida da imersão em água ou álcool durante algum tempo. O álcool ajuda a extrair uma quantidade maior de componentes ativos e também atua como conservante.

A Fitoterapia para o tratamento de doenças cardíacas

A fitoterapia pode tornar-se parte de um plano integral de tratamento cardiovascular. Um fitoterapeuta qualificado poderá ajudá-lo a planejar uma dieta saudável, sugerir suplementos nutricionais e discutir com você a necessidade de aumentar sua atividade física e de reduzir o número de estressores em sua vida. Da mesma forma, a maioria dos fitoterapeutas trabalha bem com outros profissionais de saúde, tanto da medicina ortodoxa quanto com adeptos de outras terapias alternativas. É importante, todavia, que *todos* os profissionais que você procura estejam informados sobre qualquer tratamento que você receba.

Não se engane: as ervas *são* medicamentos e medicamentos poderosos. Informe seu fitoterapeuta sobre os medicamentos que você estiver tomando e se você está grávida ou amamentando, de modo que ele possa elaborar uma plano de fitoterapia que seja seguro e eficaz para você.

Conquanto a química específica de seu corpo vá indicar quais ervas são mais eficazes para você, as ervas a seguir são as mais usadas no tratamento de doenças cardíacas:

ESCOLHAS PRIORITÁRIAS

Pilriteiro (*Crataegus oxyacantha*). As bagas, as flores e as folhas do arbusto pilriteiro têm sido usados há séculos na medicina popular da Europa e da China e estão entre os principais tônicos para o coração da medicina natural. Mais recentemente pesquisadores da área médica analisaram extensivamente o pilriteiro e estudaram os seus diferentes efeitos sobre o sistema cardiovascular. As bagas do pilriteiro (bem como a maioria das outras bagas) obtêm sua cor a partir de substâncias chamadas flavonóides. Os flavonóides, além de serem potentes antioxidantes, dilatam os vasos coronarianos, reduzem os níveis de lipídios no sangue e estabilizam as paredes das artérias. Eles também inibem uma enzima, a ECA, que ajuda a provocar hipertensão arterial. Na verdade, eles funcionam de forma semelhante ao medicamento captopril, comumente prescrito para combater a hipertensão arterial. Como o pilriteiro melhora o metabolismo do músculo cardíaco, ele é útil no tratamento de insuficiência cardíaca congestiva e de arritmias cardíacas. Ele também é um diurético suave. Esta planta versátil pode ser usada isoladamente ou em combinação com outras ervas, tanto para prevenir como para tratar todo o espectro de doenças cardíacas.

Preparação e modo de usar: As bagas ou flores secas do pilriteiro podem ser tomadas como cápsulas ou infusões três vezes ao dia. Quando em forma de extratos fluidos padronizados (infusões) pode-se tomar de 1/4 a 1/3 de colher de sopa, três vezes ao dia. O pilriteiro apresenta baixa toxicidade.

Alho (*Allium sativum*). Os óleos voláteis e ricos em enxofre que conferem ao alho seu sabor picante também têm a conhecida propriedade de reduzir o colesterol LDL (do tipo ruim) e de elevar o colesterol HDL (o colesterol bom). Na Alemanha, os extratos de alho são vendidos sem prescrição médica como suplemento alimentar para pessoas com níveis elevados de lipídios no sangue. Na Índia, um estudo comparando duas populações com alimentações idênticas, com exceção do uso do alho, mostrou que o grupo que consumia grande quantidade de alho apresentava níveis de lipídios no sangue mais reduzidos. Demonstrou-se que o alho e seu parente próximo, a cebola, contribuem para tornar o sangue mais fluido e reduzir a agregação plaquetária, ajudando a minimizar os riscos de formação de coágulos sangüíneos que poderiam obstruir uma artéria no coração ou no cérebro. Por fim, o alho reduziu a pressão arterial em 10 a 20 pontos, tanto em estudos humanos como em animais.

Preparação e modo de usar: Em estudos que mostraram os benefícios do alho, pesquisadores usaram de três a oito dentes de alho por dia. Pode-se usar o alho também na forma de cápsulas; infelizmente, a substância responsável por muitos dos efeitos benéficos do alho, chamada alicina, também é responsável por seu cheiro forte, e cápsulas das quais esta substância foi removida não funcionam tão bem quanto o alho fresco. Existem algumas evidências de que cápsulas com um revestimento que se rompe no intestino funcionam melhor e produzem menos odor. A dose comumente utilizada é de duas a seis cápsulas por dia.

Ginkgo biloba (*Ginkgoaceae*). As folhas desta árvore, a mais antiga que existe, contêm flavonóides especiais que dão à planta tanto o seu cheiro característico como algumas de suas notáveis propriedades cardiovasculares. Demonstrou-se que o ginkgo aumenta o fluxo arterial em uma variedade de situações, inclusive na insuficiência e no acidente vascular cerebral, devido ao endurecimento das artérias periféricas, na impotência por falta de fluxo sangüíneo adequado e nas doenças cardíacas. O ginkgo também inibe a agregação plaquetária e aumenta o suprimento de oxigênio para as artérias e para as veias.

Preparação e modo de usar: Preparações padronizadas de extrato de *ginkgo biloba* (EGB) têm geralmente 40 miligramas e são tomadas três vezes ao dia. Doses maiores não são recomendadas.

Gugul (*Commiphora mukul*). A árvore indiana mirra mongólica produz uma resina que, conforme diversos estudos já demonstraram, tem a propriedade de reduzir o colesterol e os triglicerídeos tão bem ou melhor do que os medicamentos comumente encontrados no mercado e, tanto quanto se conhece, não apresenta toxicidade. Ela atua aumentando o metabolismo hepático do colesterol LDL.

Preparação e modo de usar: A forma comum do gugulipídio é um extrato com 4% de gugulsterona (o componente ativo); a dosagem padrão é de 500 miligramas três vezes ao dia. (A preparação padronizada contém 25 miligramas da substância ativa por dose.)

Cóleo (*Coleus forskohlii*). Esta planta decorativa tem sido usada na Índia há séculos e estudada em detalhes por suas propriedades cardiovasculares. Ela relaxa os músculos lisos, o que a torna útil no tratamento de hipertensão arterial e angina. Ao mesmo tempo, ela aumenta a força das contrações cardíacas, de modo que o resultado é duplamente positivo.

Preparação e modo de usar: A dose é a mesma que para o pilriteiro e as duas ervas muitas vezes são usadas em conjunto para tratar problemas cardiovasculares. O cóleo tem baixíssima toxicidade.

ESCOLHAS SECUNDÁRIAS

Ginseng (*Panax ginseng*). A erva ginseng, alvo de disputas que no passado produziram várias guerras no Oriente, é na verdade várias substâncias diferentes. O ginseng coreano ou chinês (*Panax ginseng*) é o mais famoso e tem a propriedade, já bem conhecida, de reduzir a formação de coágulos sangüíneos, reverter a oxidação e reduzir os níveis sangüíneos de lipídios. Ela também produz um efeito paradoxal sobre a pressão sangüínea, parecendo elevar a pressão arterial em baixas doses e reduzi-la em doses mais elevadas. Mas o principal uso do ginseng é para combater o *stress*, melhorando, em primeiro lugar, a função das glândulas supra-renais.

O ginseng siberiano (*Eleutherococcus senticosus*) também tem a propriedade de melhorar a função das supra-renais e reduzir os lipídios. Além do mais, ele parece contribuir para normalizar tanto a pressão alta como a baixa.

Preparação e modo de usar: Uma das maneiras mais populares de consumir quaisquer dos tipos de ginseng é beber uma infusão que é preparada colocando-se 1/2 colher de chá de pó de ginseng em uma xícara de água quente. Esta infusão deve ser tomada três vezes ao dia. Os extratos fluidos padronizados (1:1) podem ser tomados na quantidade de 1/2 a 1 colher de chá, três vezes ao dia. Uma visita a uma farmácia de ervas chinesas irá mostrar que as raízes de ginseng podem custar mais de 200 dólares a unidade, e que este preço está relacionado com a potência (quantidade de substâncias ativas). Uma raiz com um preço razoável (10 a 15 dólares) pode ser fatiada em pedaços de 2 a 6 gramas (cerca de 5 centímetros quadrados) e preparadas na forma de infusões. Uma quantidade excessiva de ginseng de alta qualidade pode ser tóxica.

Gengibre (*Zingiber officinale*). O gengibre reduz o colesterol e tem um efeito tonificador sobre o coração.

Preparação e modo de usar: O gengibre pode ser cozido com os alimentos, preparado na forma de infusões ou tomado em cápsulas 2 a 3 vezes por dia.

Erva-de-Passarinho (*Viscum alba*). Esta erva é um eficaz tratamento para hipertensão arterial. Na Europa existem no mercado muitas preparações fitoterápicas para redução da pressão arterial que contêm erva-de-passarinho.

Preparação e modo de usar: Esta erva pode ser tóxica e normalmente é usada em pequenas quantidades (1/2 a 1 colher de chá de erva seca) combinada com pilriteiro e outras ervas.

Mirtilo (*Vaccinium myrtillus*). Esta baga é rica nos mesmos flavonóides que o pilriteiro e apresenta muitos dos seus efeitos. O mirtilo parece ser particularmente útil para fortalecer a circulação; ele tem sido amplamente usado para tratar veias varicosas e tromboflebite.

Preparação e modo de usar: O mirtilo não é tóxico e pode ser usado extensamente tanto seco como na forma de infusões ou de extratos fluidos, nas doses recomendadas para o pilriteiro.

Quela (*Ammi visnaga*). Esta planta revelou-se eficaz no tratamento de angina e de hipertensão arterial. Um artigo publicado no *New England Journal of Medicine*, em 1951, apoiou o seu uso no tratamento da *angina pectoris*. A quela parece ser particularmente útil para aumentar a quantidade de exercícios que uma pessoa pode tolerar antes de começar a sentir a angina.

Preparação e modo de usar: As doses padronizadas são de 250 a 300 miligramas do extrato (contendo 12% de quelina, o componente ativo). Doses mais elevadas podem causar efeitos colaterais. A erva pode ser usada juntamente com outras plantas no tratamento de doenças cardíacas.

Angélica (*Angelica archangelica*). As várias espécies de angélica podem ser usadas para tratar angina, hipertensão arterial, falta de circulação no cérebro e nos membros e arritmias. A angélica pode ser cultivada facilmente num jardim ou horta, desde que o solo seja mantido úmido e a área seja sombreada durante as horas mais quentes do dia.

Preparação e modo de usar: A angélica é em geral prescrita na mesma dose que a quela e tem baixa toxicidade.

Pimenta-de-caiena (*Capsicum annuum*). Geralmente vista apenas como um condimento da culinária mexicana e do sudoeste dos Estados Unidos, a pimenta-de-caiena é também um dos tônicos gerais mais eficazes para o corpo. Ela estimula o fluxo sangüíneo e fortalece os batimentos cardíacos.

Preparação e dosagem: Para fazer uma infusão de pimenta-de-caiena, despeje uma xícara de água fervente em 1/2 a 1 colher de chá da erva e deixe descansar por 10 minutos. Uma colher de sopa dessa infusão deve ser misturada com água quente e bebida.

Camomila (*Anthemis noblis*). Talvez a erva medicinal mais conhecida e mais amplamente usada, a camomila costuma ser usada para relaxar e reduzir o *stress* nas pessoas com doenças cardíacas. (Veja o Capítulo 8 para obter informações sobre camomila e sobre aromaterapia.)

Preparação e dosagem: O chá de camomila é preparado despejando-se uma xícara de água fervente em duas a três colheres de chá de folhas secas e deixando-se em infusão por cinco a dez minutos.

Dedaleira (*Digitalis*). A dedaleira — planta da qual deriva o medicamento para o coração "digital", amplamente usado — é agora considerada perigosa demais para uso doméstico. Ela deve ser evitada, a não ser que o seu fitoterapeuta esteja treinado para usá-la.

No Capítulo 13, você vai ler sobre o tipo de tratamento de saúde que usa ervas e outras substâncias naturais de uma maneira muito diferente, uma abordagem conhecida como homeopatia.

"O mais elevado ideal da cura é a recuperação rápida, suave e duradoura da saúde, da maneira mais confiável e menos prejudicial."

Samuel Hahnemann

Homeopatia

13

As doenças do coração e a hipertensão arterial são em geral consideradas condições crônicas que se desenvolvem em grande parte como resultado de deficiências ou de excessos prolongados decorrentes de nosso estilo de vida — alimentação deficiente, falta de exercícios, altos níveis de *stress* — e que acabam provocando desequilíbrios em nosso corpo. Deste modo, elas constituem exemplos perfeitos de "doenças modernas", que podem ser tratadas com sucesso por terapias holísticas cujo objetivo seja restaurar o equilíbrio adequado do ambiente interno do indivíduo.

A homeopatia, um ramo da medicina holística, é um exemplo deste tipo de tratamento. Se você acha que a homeopatia poderia ajudá-lo a tratar seu problema cardíaco, é essencial que primeiramente você aprenda tudo o que puder sobre a filosofia e os métodos desse sistema antes de tomar uma decisão. Acima de tudo, você não deve parar de tomar qualquer medicamento cardiovascular antes de discutir o assunto com seu médico ortodoxo e/ou consultar-se com um homeopata qualificado.

O ABC da homeopatia

No final do século XVIII, o médico alemão Samuel Hahnemann desenvolveu um novo sistema de medicina que se afastava da farmacologia moderna emergente e das salas de cirurgia, as quais estavam rapidamente transformando-se nos esteios da medicina ocidental. O sistema que ele desenvolveu veio a ser conhecido como homeopatia, termo derivado das palavras gregas *homoios* (significando "semelhante") e *pathos* (significando "sofrimento"). Atualmente, a Organização Mundial de Saúde estima que 500 milhões de pessoas em todo o mundo usam a homeopatia como um tratamento para doenças.

Hahnemann, um homem profundamente espiritualizado, acreditava que o papel do médico deveria ser o de ajudar o corpo do paciente a curar a si mesmo e que a verdadeira cura não ocorreria simplesmente adicionando-se substâncias químicas que, em essência, perturbam os processos naturais. Dentro de cada ser humano, acreditava Hahnemann, havia uma "força vital", um poder de vida que anima e governa o corpo, mantendo-o equilibrado e saudável. As doenças ocorrem quando essa força está desequilibrada.

Aquilo que consideramos sintomas, a homeopatia vê como evidências externas das tentativas feitas por essa força vital para trazer o corpo de volta a um estado de equilíbrio. Para o homeopata, a "doença" consiste nos sintomas produzidos pelo corpo enquanto ele se esforça para curar a si mesmo. Para ajudar o corpo nesse processo e fortalecer a força vital em sua luta contra a doença, o homeopata administra remédios com o propósito de produzir esses sintomas e não de aliviá-los, como faz a medicina ocidental.

Esse princípio é chamado por Hahnemann como a *Lei dos Semelhantes* ou "semelhante cura semelhante". Ao agravar temporariamente os sintomas, o remédio fortalece a capacidade do corpo de curar a si mesmo. De fato, do ponto de vista da homeopatia, qualquer terapia que tente suprimir o livre fluxo dos sintomas irá, na verdade, prolongar a perturbação subjacente, pois isso impede o corpo de curar a si mesmo.

Uma outra teoria da medicina homeopática é conhecida como *Lei dos Infinitesimais*. Desenvolvida originalmente por Hahnemann, com o propósito de reduzir os efeitos colaterais de substâncias químicas potencialmente tóxicas, esta teoria afirma que quanto menor a dose do remédio, maior sua potência e seus efeitos sobre a força vital. Os remédios homeopáticos são extratos que se obtêm, deixando-se materiais de origem vegetal, animal ou mineral ou outro material biológico mergulhados em álcool para formar

HOMEOPATIA 183

aquilo que é conhecido como *tintura-mãe*. Essa tintura é novamente diluída em álcool, na proporção de uma parte da tintura para 10 a 100 partes de álcool, sacudida com vigor e, a seguir, novamente diluída.

Esse processo de sacudir e diluir, repetido diversas vezes, é conhecido como sucussão. Muitos pesquisadores acreditam que, através da sucussão, a energia vital de uma substância é transferida para a tintura. Portanto, quanto mais vezes a solução passar pela sucussão, mais potente será o remédio, muito embora pareça não ter restado nenhum traço da erva ou mineral utilizado originalmente. Por fim, a solução resultante é colocada em comprimidos, em geral feitos de açúcar, e ingerida pelo paciente.

As prescrições para remédios homeopáticos são feitas apenas depois de o homeopata avaliar cuidadosamente o conjunto específico de sintomas de um paciente e de sua constituição física e emocional. Na verdade, uma sessão com um homeopata pode ser uma experiência singular para aqueles que estão acostumados com a abordagem de diagnóstico e tratamento da medicina ocidental. O homeopata vai passar muito mais tempo conversando com o paciente sobre sintomas e fatores ligados ao seu estilo de vida e observará mais cuidadosamente comportamentos, a personalidade e a coloração de cabelos, a pele e os olhos do que o médico ortodoxo.

Com efeito, o modo como o homeopata trata uma doença depende inteiramente do conjunto específico de sintomas do paciente. Nem todas as pessoas que têm angina, por exemplo, sentem dor no peito exatamente no mesmo lugar, no mesmo horário ou pelas mesmas razões. Enquanto um médico convencional, do tipo ortodoxo, prescreverá o mesmo tratamento para quase todos (em geral betabloqueadores ou bloqueadores de canais de cálcio), um homeopata reconhece diferentes padrões de sintomas associados com a angina e dispõe de remédios correspondentes a cada um deles. Os sintomas do indivíduo são comparados com o padrão de sintomas produzidos por um remédio; quanto maior a correspondência entre o remédio e o padrão geral de sintomas do paciente, mais eficaz será o remédio.

Além do mais, os sintomas que inicialmente levam um paciente a procurar o médico (chamados de *sintomas comuns* na homeopatia) raramente são os mais importantes na seleção de um medicamento. Em vez disso, os *sintomas gerais*, que incluem o estado de espírito e o humor do paciente, têm mais peso na determinação de um tratamento. Outros sintomas, chamados de *sintomas particulares*, são aqueles relacionados a um determinado órgão (angina, por exemplo). Eles também são menos importantes do que os sintomas gerais. Os mais importantes de todos são aqueles que os homeopatas chamam de *sintomas estranhos, raros e peculiares*; conforme está implícito em seus nomes, eles são sintomas completamente peculiares ao indivíduo que os está descrevendo. Um homem que diz que seu sangue parece estar fervendo e uma mulher que afirma sentir como se fosse feita de vidro e pudesse facilmente quebrar-se são exemplos de duas pessoas com sintomas estranhos, raros e peculiares; mesmo se ambos sentissem dores no peito, eles provavelmente receberiam remédios diferentes.

Além disso, um importante aspecto da homeopatia é a *Lei da Cura*, a qual postula que os sintomas desaparecem na ordem inversa em que aparecem. Em outras palavras, os últimos sintomas a aparecer serão os primeiros a desaparecer com o tratamento. Se um paciente teve problemas de saúde ao longo da vida, ele poderá descobrir que sintomas de problemas passados reaparecem à medida que o tratamento homeopático continua. Alguém que procure um homeopata para tratamento de angina, por exemplo, poderá constatar que está desenvolvendo por um breve período sintomas de bronquite, uma doença anterior. De forma lenta, porém segura, atuando de forma a retroceder no tempo, o remédio ou remédios homeopáticos irão aumentar a força vital e equilibrar o ambiente interno.

Homeopatia e doença cardiovascular

É impossível descrever o modo como um homeopata iria diagnosticar ou tratar uma pessoa com doença cardiovascular, pois a terapia baseia-se totalmente nas necessidades e sintomas de cada pessoa. Com efeito, o homeopata pode considerar que a origem de uma doença cardiovascular não esteja no coração ou nos vasos e sim num desequilíbrio em alguma outra parte do corpo ou na mente. Assim como muitas outras formas de medicina holística, a homeopatia vê a saúde emocional e intelectual de um indivíduo como sendo um fator igualmente importante — na verdade, mais importante — da saúde física.

Segundo os princípios homeopáticos, as perturbações mentais e emocionais são mais graves do que as doenças físicas, principalmente pelo fato de que elas próprias podem causar doenças físicas. A doença cardíaca é um perfeito exemplo disso: a medicina ortodoxa ocidental reconhece que elevados níveis de *stress* e as emoções que eles provocam (tais como raiva, ansiedade e irritabilidade) estão diretamente ligados a hipertensão arterial e a doenças coronarianas.

HOMEOPATIA 185

Como o tratamento depende dos sintomas, poderia ser prescrito qualquer um dentre as várias centenas de remédios descritos na *Materia Medica Pura*, de Hahnemann, obra na qual se fundamenta a moderna homeopatia. De forma bastante geral, todavia, os remédios homeopáticos para as doenças cardiovasculares poderiam incluir os seguintes:

* *Aconitum napellus*: O acônito ou napelo é uma erva perene que contém aconitina, um veneno mortal. Quando submetido à sucussão e ministrado em doses homeopáticas, todavia, o acônito parece desacelerar o pulso e acalmar a respiração, sendo adequado para o tratamento de indivíduos cujas doenças cardiovasculares talvez se devam ao excesso de *stress*.
* *Arnica montana*: Assim denominada porque cresce em montanhas da Europa e do noroeste dos Estados Unidos, sabe-se que esta erva ajuda a baixar a pressão arterial e a resolver outros problemas cardíacos.
* *Belladonna*: Esta erva contém atropina, um potente estimulante do sistema nervoso central. A beladona pode ser prescrita a pacientes com hipertensão arterial.
* *Calcarea carbonica*: A calcárea é constituída por cascas de ostras e contêm elevado teor de cálcio; assim, o remédio freqüentemente é indicado quando o metabolismo do cálcio está desequilibrado, afetando a pressão sangüínea.

O tratamento homeopático de qualquer problema, incluindo as doenças cardiovasculares, requer contínua observação e, em alguns casos, uma série de remédios diferentes, prescritos com base em sintomas novos, à medida que estes vão surgindo. Felizmente, os remédios tendem a ser relativamente baratos e podem ser administrados em casa, depois que a condição e a constituição da pessoa forem bem definidas tanto pelo homeopata quanto pelo paciente.

É importante que você pesquise profundamente a homeopatia e o modo como ela poderia ser usada para tratar a sua doença cardiovascular *antes* de optar por abrir mão do tratamento de um médico ortodoxo. O Capítulo 14 vai tratar de algumas das diretrizes que convém você seguir antes de tomar uma decisão, além de esclarecer dúvidas que você possa ter acerca de qualquer dos métodos alternativos holísticos apresentados neste livro e sobre o modo como eles definem as doenças cardiovasculares e as tratam.

"Tenha a coragem de viver. Morrer qualquer um pode."

Robert Cody

O Desenvolvimento de um Plano Alternativo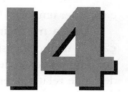

Você teve a chance de ler a respeito de muitas alternativas à cirurgia e à farmacoterapia e que estão disponíveis para o tratamento de doenças cardíacas e da hipertensão arterial. Embora as opções possam parecer confusas e às vezes contraditórias, todas elas têm uma meta comum: trazer o seu corpo para um estado de equilíbrio natural, de modo que o seu coração e seus vasos sangüíneos possam funcionar adequadamente.

Embora cada tipo de terapia alternativa atribua um nível de importância a certos alimentos, ervas e a outros remédios e tipos de exercício, qualquer tratamento bem-sucedido para a doença cardiovascular prescreverá as seguintes medidas:

- Manter um peso saudável
- Reduzir a ingestão de gordura
- Reduzir o *stress* negativo físico e emocional
- Trazer o seu corpo de volta a um estado de equilíbrio através do exercício e da meditação

Não obstante, existem diferenças filosóficas significativas entre as várias alternativas. Escolher a melhor alternativa para o seu caso é uma decisão extremamente pessoal e que pode envolver a investigação de diversas opções antes de se comprometer com um ou outro plano de tratamento.

Nesse meio-tempo, considere as seguintes idéias acerca de como usar e escolher um método alternativo de cuidados com a saúde:

Use a medicina holística como um instrumento de prevenção. A melhor ocasião para testar uma nova forma de tratamento não é durante uma crise de saúde, mas sim quando o seu corpo está num estado de saúde relativamente bom. Se você sabe que as doenças cardiovasculares são comuns em sua família, nunca é cedo demais para seguir um tratamento holístico, com o propósito de certificar-se de que o seu corpo está em um estado de equilíbrio. Desse modo, você poderá prevenir uma crise aguda — como um acidente vascular cerebral ou um ataque cardíaco — antes que ela ocorra.

Invista numa biblioterapia. Um nome elegante para o aprendizado através dos livros, a biblioterapia é essencial para que você tenha uma compreensão das várias filosofias de saúde e doença — antes de você decidir de que modo gostaria de tratar o seu problema cardiovascular específico e sua saúde geral.

Trabalhe com um médico ortodoxo que esteja disposto a estudar as opções com você. Quanto mais nos aproximamos do século XXI, mais a medicina tende a incorporar o que há de melhor nas opções ortodoxa e alternativa. Se o seu médico está disposto a aprender, mas não conhece muita coisa acerca dessas opções, você pode compartilhar com ele os seus recursos, incluindo este livro. Se você atualmente está sendo tratado por um médico que não é receptivo a outras filosofias e métodos, considere a possibilidade de escolher um outro médico que esteja mais de acordo com as suas necessidades.

Viva bem e em harmonia com o universo. Se depois de ler este livro você optar por não sair em busca de um tratamento de saúde alternativo, mesmo assim você deve tentar abrir seu coração e sua mente para o fluxo de energia natural, dentro e fora de seu corpo. Releia o Capítulo 7 para saber como meditar e, assim, ficar mais sintonizado com os seus desejos mais íntimos, ou o Capítulo 6, sobre exercícios ao ar livre, para que você possa observar os ritmos da natureza e tomar parte deles.

A seguir serão apresentadas as respostas para algumas perguntas que pacientes com doenças cardiovasculares têm feito a mim e a meus colegas,

O DESENVOLVIMENTO DE UM PLANO ALTERNATIVO 189

não apenas sobre doenças cardíacas, mas sobre as várias opções de tratamento descritas neste livro. Esperamos que as respostas aqui apresentadas esclareçam algumas de suas próprias dúvidas e apreensões.

Para entender as doenças do coração

P. Tenho 56 anos, um histórico familiar de ataque cardíaco e minha pressão está em 180/100. Meu médico quer que eu tome medicamentos, mas eu tenho medo de que, se começar a tomar remédios, terei de continuar com eles pelo resto da vida. Tenho de perder cerca de 10 quilos e acabo de largar o cigarro. Eu poderia resolver o meu problema com os medicamentos?

R. A longo prazo, você talvez consiga controlar a sua pressão arterial sem o uso de medicamentos. Todavia, neste momento sua pressão arterial está na faixa de perigo para alguém com histórico familiar de ataque cardíaco. Somando a isso o seu excesso de peso e histórico de tabagismo, o seu médico provavelmente está certo em querer que você comece imediatamente a tomar medicamentos. Entretanto, é bem possível que, uma vez controlada sua pressão arterial e reduzido o seu peso, ele possa retirar lentamente a medicação. Entretanto, *não pare* de tomar medicamentos sem antes consultar o médico.

P. Embora até o momento a minha pressão seja normal, há um histórico de doença cardíaca e de hipertensão arterial na minha família. Eu deveria me preocupar com a pressão arterial dos meus filhos?

R. Nunca é cedo demais para incutir hábitos saudáveis que ajudarão os seus filhos a evitar a hipertensão arterial. Se você tem um histórico familiar de hipertensão arterial ou de doenças cardíacas e tem filhos, é importante acompanhar cuidadosamente a pressão arterial e a ingestão de gordura deles. Ao incutir hábitos corretos de alimentação e de exercícios em seus filhos desde a tenra idade, você poderia ajudar a impedir que eles — e você também — desenvolvam doenças cardiovasculares numa etapa posterior da vida.

P. Recebi um diagnóstico de hipertensão arterial e também estou com excesso de peso. O que é mais importante controlar, caso eu queira me prevenir contra um ataque cardíaco?

R. Com toda a sinceridade, é difícil responder a esta pergunta porque esses dois fatores têm um impacto igualmente importante sobre o seu coração. Felizmente, porém, você talvez possa matar dois coelhos com uma só cajadada: Se você perder peso, cortando de sua dieta as gorduras saturadas e os açúcares, é provável que a sua pressão arterial também caia. A obesidade é um dos mais importantes fatores de risco para a hipertensão arterial e, portanto, para as doenças cardíacas. Muitos dos mesmos alimentos que produzem obesidade também tendem a elevar a pressão arterial e a causar problemas cardíacos. Se você perder peso e a sua pressão arterial cair, você terá feito um bom progresso na estrada que conduz à saúde cardiovascular.

Para conhecer as opções

P. Por que a maioria dos terapeutas alternativos acha que os medicamentos sintéticos — como os betabloqueadores, que tomo para hipertensão arterial e angina — são prejudiciais?

R. Os medicamentos artificiais não são necessariamente "ruins para você"; na verdade, em determinadas circunstâncias, alguns medicamentos podem de fato salvar sua vida. Todavia, os medicamentos farmacêuticos em geral só aliviam os sintomas e não tratam problemas subjacentes. Eles também tendem a assumir o controle das funções do corpo, em vez de ajudar o corpo a trabalhar adequadamente com os seus próprios meios. Por fim, esses medicamentos muitas vezes produzem efeitos colaterais desagradáveis — efeitos colaterais que, em essência, apenas aumentam o estado de desequilíbrio que levou ao surgimento dos sintomas originais. A escolha de remédios à base de ervas, que procuram restaurar a função normal do corpo com um mínimo de efeitos colaterais, muitas vezes é uma alternativa muito mais segura.

P. Já sofri dois ataques cardíacos e passei por duas cirurgias para colocação de pontes de safena. Estou muito interessado em descobrir uma alternativa saudável para os medicamentos e cirurgia e tenho lido sobre diferentes opções, em particular sobre a Medicina Chinesa. No entanto, nunca fui uma pessoa religiosa e me sinto incomodado com a ênfase numa força espiritual que ajuda a nos curar.

R. A espiritualidade é a crença de que estamos ligados a alguma coisa que está fora de nós mesmos, e dependemos dela, seja essa coisa a natureza, os outros seres humanos ou o desconhecido. É importante diferenciá-la da religião, que é um sistema de crença específico que define e explica essa ligação. Embora os sistemas de cura orientais sejam derivados de crenças

O DESENVOLVIMENTO DE UM PLANO ALTERNATIVO 191

filosóficas e religiosas, é perfeitamente possível obter benefícios desses sistemas sem aceitar diretamente a filosofia deles. O importante é a crença de que você pode controlar sua saúde e seu futuro e de que você pode fazer isso alterando os agentes externos (através da alimentação, parando de fumar, fazendo exercícios e evitando situações estressantes) e internos (deixando de reprimir suas emoções, aprendendo a relaxar, a amar e a brincar e estimulando a esperança e os pensamentos positivos). Quem sabe, através desse processo, você também irá descobrir uma nova maneira de lidar com a espiritualidade em sua vida.

P. É possível curar ou pelo menos controlar as doenças cardíacas apenas através de dietas e da prática de exercícios?

R. Como as causas das doenças cardíacas — e, na verdade, de qualquer doença crônica — são variadas e complexas, é improvável que a alteração de apenas um aspecto de sua vida irá proporcionar-lhe saúde cardiovascular. Aprender a se alimentar corretamente e a praticar exercícios físicos são, de longe, os mais importantes métodos para aliviar o problema das doenças cardíacas. Todavia, trazer o seu corpo para um verdadeiro estado de harmonia envolve não apenas cuidar das deficiências ou excessos nutricionais mas também examinar seu estado emocional e espiritual e procurar por conquistar a paz interior. É por isso que a abordagem holística, representada pelas Medicinas Tradicional Chinesa e Ayurvédica, é uma boa escolha para muitas pessoas que sofrem de doenças cardiovasculares.

Para escolher uma alternativa

P. Recebi um diagnóstico de doença coronariana em estágio inicial e quero fazer uma consulta com um homeopata. Meu médico ortodoxo desaprova enfaticamente. O que devo fazer?

R. Esta é uma questão delicada e não existe uma resposta fácil. Muitos médicos ortodoxos, bem conceituados e altamente qualificados, acham difícil aceitar os princípios da homeopatia. Você deveria discutir profundamente a questão com o seu médico para saber se ele ainda vai se dispor a continuar tratando você, caso resolva consultar regularmente um homeopata. Talvez o homeopata esteja disposto a conversar com o seu médico ou fornecer a ele material, demonstrando a extrema segurança da homeopatia. Se o seu médico se recusar, eu sugeriria que você procurasse um novo médico ortodoxo que esteja mais disposto a estudar outras opções de tratamento junto com você.

P. Tive dois ataques cardíacos e sei que hoje estou vivo graças a tratamentos de alta tecnologia que recebi no hospital na ocasião. Quero estudar novas alternativas, mas não estou disposto a renunciar àquilo que funcionou para mim no passado.

R. Não existe nenhuma dúvida de que a moderna tecnologia médica salva vidas, especialmente durante crises agudas como ataques cardíacos e acidentes vasculares cerebrais. Todavia, a medicina moderna tem os seus próprios limites, incluindo a pouca atenção dada à prevenção e a sua freqüente incapacidade de atacar a causa das doenças.

Felizmente estamos vivendo numa época em que a medicina de alta tecnologia e seus equivalentes holísticos estão aprendendo a trabalhar em cooperação mútua. Vivemos num país em que existem muitas opções disponíveis ao mesmo tempo. Mesmo seguindo um tratamento holístico, você ainda terá acesso a diagnósticos que salvam vidas e a terapias médicas que você acha que funcionam para você.

Alimentação e nutrição

P. Substituí a manteiga por margarina. A margarina engorda menos ou é, de alguma forma, melhor para mim?

R. Não. A manteiga e a margarina contêm quantidades iguais de calorias. Todavia, a margarina tem gorduras feitas artificialmente, que são prejudiciais para as artérias e a tornam uma péssima opção para as pessoas que estão querendo se prevenir contra as doenças cardíacas. A dieta mais saudável usa pouquíssima gordura; não me oponho que meus pacientes usem um pouco de manteiga de vez em quando, mas sugiro que eles adotem o costume italiano de usar azeite de oliva — uma escolha muito mais saudável do que a margarina — no pão ou nas massas.

P. Devo reduzir a ingestão de sódio por causa da minha hipertensão arterial? Posso usar sal temperado com alho e/ou sal marinho?

R. Isso depende. As pesquisas têm mostrado que apenas uma pequena porcentagem das pessoas são na verdade sensíveis ao sal. Se você e o seu médico determinaram que o sódio faz com que o seu corpo fique desequilibrado, então o uso de sais temperados não deve ser recomendado porque eles contêm a mesma quantidade de sódio que o sal comum. O sal marinho,

O DESENVOLVIMENTO DE UM PLANO ALTERNATIVO 193

que contém menos sódio e uma quantidade maior de minerais importantes, como o magnésio e o potássio, talvez seja uma escolha melhor. Entretanto, a Medicina Tradicional Chinesa e a Medicina Ayurvédica poderão considerar sob um novo prisma o modo como o seu corpo funciona e você poderá descobrir que o sal não é problema para você quando o seu corpo está verdadeiramente equilibrado. Nesse meio-tempo, você talvez queira optar por *pimentas* aromatizadas, como pimenta aromatizada com limão e outros temperos.

P. Adoro peixes e ouvi dizer que eles são uma boa fonte de proteínas e têm um baixo teor de gordura. Estou certo?

R. Desde que você não cozinhe o seu peixe com muito óleo nem o carregue com guarnições ou molhos cremosos pesados (como o molho tártaro), você terá feito uma excelente escolha para o seu coração e para qualquer dieta que você esteja seguindo com o propósito de perder peso. O peixe não apenas tende a ter menos gordura do que a carne, como a gordura do peixe é altamente poliinsaturada, o que significa que ela não aumenta os níveis de colesterol. Além do mais, a gordura do peixe contém um grupo especial de ácidos graxos poliinsaturados conhecidos como ômega-3, que têm a propriedade de proteger o organismo contra as doenças cardíacas por reduzir a propensão do sangue para formar coágulos. Os coágulos sangüíneos que atingem as coronárias são a principal causa de ataques cardíacos. Os ácidos graxos ômega-3 também reduzem os níveis de triglicerídeos, um outro tipo de gordura que pode causar a doença cardiovascular. Os peixes com teores particularmente elevados de ácidos graxos ômega-3 incluem o salmão, a cavala, o arenque, a sardinha, o atum e a anchova.

Os exercícios e o seu coração

P. Sei que o exercício é uma parte importante de qualquer tratamento para doenças cardíacas, mas também sei que o exercício pode causar ataques cardíacos em pessoas suscetíveis. Existe histórico de hipertensão arterial e de ataques cardíacos na minha família. Devo ou não praticar exercícios?

R. Você deve obter permissão de seu médico antes de iniciar qualquer programa de exercício. Se o seu problema for grave, ele talvez recomende exercícios muito suaves e de curta duração por várias semanas — digamos, caminhar em passo lento por dez minutos — até que você consiga desenvolver alguma resistência cardiovascular. O seu médico provavelmente vai recomendar que você faça um eletrocardiograma de esforço a intervalos regulares para testar a força de seu coração. A longo prazo, no entanto, iniciar e manter um plano de exercícios irá sem dúvida melhorar a sua saúde cardiovascular e sua sensação geral de bem-estar.

P. Sempre li que, para se beneficiar com os exercícios, a pessoa deve se esforçar para manter sua freqüência cardíaca na faixa-alvo durante pelo menos 20 minutos. Isso é necessário?

R. De maneira alguma. Pesquisas recentes mostraram que a execução de qualquer exercício, por qualquer período de tempo, é benéfica para o coração e para o corpo de forma geral. Simplesmente subir pelas escadas em vez de tomar o elevador e andar até o mercado em vez de ir de carro irá ajudá-lo a manter a saúde do seu sistema cardiovascular. Por outro lado, trabalhar no nível que você mencionou é a maneira mais eficiente de aumentar a resistência do sistema cardiovascular e queimar gordura. Se quiser ficar em forma, é melhor atingir e manter sua freqüência cardíaca na faixa-alvo durante cerca de 20 minutos pelo menos três vezes por semana.

P. Sempre considerei a yoga como uma técnica de meditação, mas a minha academia está oferecendo o que eles chamam de "yoga aeróbica". Existe isto?

R. A yoga é usada tanto como forma de exercício como um método para se atingir um estado mais elevado de consciência através da respiração e da meditação. A beleza dos exercícios de yoga está na capacidade que eles têm de trazer o corpo para um estado de equilíbrio, através de alongamentos eficazes e suaves, e de fazer com que a pessoa se concentre em sua respiração para proporcionar mais oxigênio ao corpo. Infelizmente, o instrutor de ginástica poderá ignorar esses benefícios na tentativa de fazer com que a sua freqüência cardíaca aumente, forçando-o a executar as posturas mais rapidamente do que o usual. Embora seja difícil lhe fazer alguma recomendação sem saber mais a respeito dessas aulas, creio que você deveria procurar um outro tipo de atividade aeróbica e usar a yoga para fortalecer e alongar o seu corpo.

Redução do *stress* e aromaterapia

P. Tenho pressão alta e, quando fico irritado, o meu coração bate mais rápido, as palmas de minhas mãos começam a suar e fico agitado. Nessas ocasiões a minha pressão arterial fica mais elevada?

O DESENVOLVIMENTO DE UM PLANO ALTERNATIVO 195

R. Talvez, mas lembre-se de que hipertensão arterial significa que o seu coração e os seus vasos sangüíneos estão se esforçando mais o *tempo todo* e não apenas quando você está nervoso ou agitado. Na verdade, é natural que a pressão sangüínea se eleve nas ocasiões de *stress* e depois volte ao nível normal depois de passada a crise. Se você recebeu um diagnóstico de hipertensão arterial, isso significa que a sua pressão arterial é elevada o tempo todo. Entretanto, seu nível de raiva e frustração podem indicar que você se sente sob constante pressão e *stress* e não descobriu maneiras saudáveis de liberar essa tensão. Leia o Capítulo 7 para obter maiores informações.

P. Todas as noites, depois de chegar do trabalho, passo de cinco a dez minutos anotando tudo que tenho para fazer no dia seguinte e todas as coisas que estão me incomodando. Acho que isso me ajuda a relaxar mas minha esposa afirma que isso apenas faz os meus problemas parecerem maiores do que são. Quem está certo?

R. Muito provavelmente, você está certo. Um estudo feito na Pennsylvania State University mostrou que as pessoas conseguiam reduzir seu nível de ansiedade reservando todos os dias um "período para as preocupações". Se começavam a pensar sobre seus problemas ou tarefas futuras em outras horas do dia, elas se obrigavam a deixar esses pensamentos para o referido período. A organização proporcionada por esse sistema deu a essas pessoas uma sensação de que tudo estava sob controle e isso os deixou mais calmos. Eu diria que você está no caminho certo.

P. A aromaterapia só é usada para relaxamento ou as ervas que compõem os óleos também produzem efeitos físicos?

R. Antes de mais nada, é importante deixar claro que o relaxamento *é* físico. A cada dia surgem mais evidências de que as emoções e, portanto, os efeitos das emoções, estão presentes em cada célula do corpo, incluindo o coração e os vasos sangüíneos. Em segundo lugar, existem algumas evidências de que partículas terapêuticas das plantas originais entram no corpo através das vias nasais e da pele, agindo no organismo da mesma forma que uma dose oral de fitoterápico.

Medicina chinesa

P. Tenho ido a um acupunturista que usa muitas agulhas e deixa-as no lugar por muito tempo. Um amigo meu vai a um outro que usa poucas agulhas e as introduz e logo em seguida as retira. Qual é a diferença?

R. Existem diversos sistemas de acupuntura sendo praticados nos Estados Unidos, dependendo do treinamento do acupunturista. O estilo chinês (Medicina Tradicional Chinesa), conforme você viu, tende a usar várias agulhas que são deixadas no lugar. O estilo japonês usa uma estimulação mais suave e menos agulhas, e o estilo francês, preferido por muitos médicos-acupunturistas, é um meio-termo entre os dois primeiros. É melhor conversar sobre o sistema com o acupunturista antes ou durante a primeira consulta.

P. Eu gostaria de experimentar a acupuntura, mas fico preocupado com a AIDS. Corre-se esse risco com as agulhas de acupuntura?

R. Nesta era da vigilância contra a AIDS, é muito provável que o seu acupunturista use agulhas de acupuntura descartáveis. Além disso, todos os acupunturistas licenciados pela *National Commission for the Certification of Acupuncturists* têm de passar por um treinamento de limpeza de agulhas como parte do exame ao qual se submetem para obter a licença. Mesmo assim, é importante perguntar ao seu provável acupunturista se ele usa agulhas descartáveis.

Medicina ayurvédica

P. A Medicina Ayurvédica está relacionada com a idéia de que temos uma consciência cósmica que podemos controlar e que pode controlar a nossa saúde; isso se assemelha um pouco ao "poder do pensamento positivo". Trata-se da mesma coisa?

R. De certa forma, sim. O elemento mais importante em todas as formas de terapia alternativa é a crença de que o corpo tem o poder de curar a si mesmo e que você tem a capacidade de direcionar esse poder num nível consciente ou espiritual. A Medicina Ayurvédica chama esse poder de "consciência cósmica", mas ele é conhecido por nomes diferentes em outras culturas e tradições.

P. A Medicina Ayurvédica parece ser muito elaborada e profunda. Quanto eu tenho de entender antes de começar a usá-la para tratar minha doença cardíaca?

R. Aprender coisas sobre o seu corpo a partir da perspectiva da Medicina Ayurvédica é um processo que pode levar vários anos ou, mesmo, a vida toda. Um terapeuta ayurvédico irá orientá-lo ao longo desse processo, ao mesmo tempo que lhe proporcionará informações práticas sobre ali-

O DESENVOLVIMENTO DE UM PLANO ALTERNATIVO 197

mentação, exercícios, fitoterapia e técnicas de meditação. Se você seguir as recomendações dele, é de se esperar que você perceba mudanças positivas em sua saúde num prazo muito curto, provavelmente em questão de semanas, dependendo das suas condições.

Medicina quiroprática e seu coração

P. Procurei um quiroprático por causa de uma dor lombar e meu médico me disse que minha pressão arterial, que andara alta demais, agora estava normal. Poderia haver uma relação entre essas duas coisas?
R. Com certeza. Dependendo do local da sua coluna em que o seu quiroprático tenha trabalhado para aliviar os seus problemas lombares, o tratamento pode ter ajudado a reduzir sua pressão arterial de uma forma ou de outra: se o quiroprático concentrou-se na região do pescoço, é provável que ele tenha ajudado a equilibrar a atividade do sistema nervoso simpático e parassimpático no que diz respeito à função do coração e dos vasos sangüíneos. A região lombar, por outro lado, está associada à função renal; é provável que os seus rins estejam produzindo mais urina ou que as glândulas supra-renais, situadas acima dos rins, estejam produzindo um hormônio que ajuda a reduzir a pressão arterial.
P. Que tipo de treinamento um quiroprático costuma ter?
R. Para ser um quiroprático licenciado, nos Estados Unidos, a pessoa estuda numa faculdade de quiroprática durante pelo menos quatro anos. O treinamento inclui todas as ciências básicas e habilidades de diagnóstico ensinadas a um estudante de medicina, mas não inclui o estudo da cirurgia ou da farmacologia. Alguns quiropráticos aprendem também os fundamentos da nutrição.

Fitoterapia

P. Estou tomando medicamentos para hipertensão prescritos por um médico ortodoxo, mas estou interessado em começar a tratar minha doença cardiovascular com ervas. As ervas podem interferir nos medicamentos que estou tomando?
R. As ervas *são* medicamentos e você de fato pode — se o seu médico e seu fitoterapeuta não trabalharem juntos ou não souberem pelo menos

que tipo de tratamento o outro está ministrando — ter alguns problemas com a eficácia do seu plano de tratamento. Cabe a você fornecer a todas as pessoas envolvidas no seu tratamento uma relação de todo e qualquer medicamento ou remédio fitoterápico que você estiver tomando.

P. Sou alérgico a penicilina e a uma variedade de antibióticos. Será que eu também poderia ser alérgico a remédios à base de ervas?

R. Sem dúvida, e você não deve se esquecer de informar o seu fitoterapeuta a respeito de toda e qualquer alergia ou sensibilidade que você possa ter em relação a medicamentos e outras substâncias. Esta informação irá ajudar o seu fitoterapeuta a oferecer a você um remédio fitoterápico seguro e eficaz.

Homeopatia

P. Não tenho certeza se entendo o modo como a homeopatia funciona e aquilo que sei faz com que eu tenha dúvidas sobre sua real eficácia, embora eu tenha amigos que são capazes de jurar que ela faz bem. Eu preciso acreditar no tratamento para que ele funcione?

R. Ter fé de que um tratamento pode funcionar é certamente útil, mas não é necessário entender completamente a homeopatia para colher os seus benefícios. Com efeito, muitos homeopatas também não sabem exatamente de que modo uma substância submetida a tantas diluições ainda conserva o poder de curar. Não obstante, milhões de pessoas em todo o mundo encontram na homeopatia alívio para diversas doenças e você talvez possa fazer o mesmo.

No próximo capítulo, apresentaremos a você parte dos vastos recursos que estão à sua disposição para ajudá-lo em sua busca por uma abordagem mais segura, mais eficaz e mais duradoura para curar o seu coração.

Leitura Recomendada

$\mathcal{A}$presentamos a seguir uma breve bibliografia relacionando alguns dentre as centenas de livros modernos e antigos que você pode ler para aprender mais sobre todos os aspectos da medicina alternativa.

Acupuntura/medicina chinesa

Beinfeld, Harriet e Korngold, Efrem. *Between Heaven and Earth: A Guide to Chinese Medicine*. Nova York: Ballantine Books, 1991.

Kaptchuk, Ted. *The Web That Has No Weaver: Understanding Chinese Medicine*. Nova York: Congdon and Weed, 1992.

Reid, David. *The Complete Book of Chinese Health and Healing*. Boston: Shambala, 1988.

Aromaterapia

Hymann, Daniele. *Aromatherapy: The Complete Guide to Plant and Flower Essences*. Nova York: Bantam Books, 1991.

Lavabre, Marcel. *Aromatherapy Workbook*. Rochester, VT: Healing Arts Press, 1990.

Rose, Jeanne. *The Aromatherapy Book*. Berkeley, CA: North Atlantic Books, 1992.

Medicina ayurvédica

Chopra, Deepak, M.D. *Ageless Body, Timeless Mind*. Nova York: Harmony Books, 1993. *Perfect Health*, 1991. *Quantum Healing*, 1990.

David, O. M. D. *Ayurvedic Healing*. Salt Lake City: Morson Publishing, 1990.

Heyn, Birgit. *Ayurveda: The Indian Art of Natural Medicine and Life Extension*. Rochester, VT: Healing Arts Press, 1983.

Biofeedback

Danskin, David G. e Crow, Mark. *Biofeedback: An Introduction and Guide*. Palo Alto, CA: Mayfield Publishing Co., 1981.

Quiroprática

Coplan-Griffiths, Michael. *Dynamic Chiropractic Today: The Complete and Authoritative Guide to This Major Therapy*. San Francisco: HarperCollins, 1991.

Palmer, Daniel David. *The Chiropractor's Adjuster*. Davenport, IA: Palmer College Press, 1992.

Dieta e Nutrição

Braverman, Eric R., M.D. e Pfeiffer, Carl C., M.D. *The Healing Nutrients Within*. New Canaan, CT: Keats Publishing Inc., 1987.

Hass, Elson M., M.D. *Staying Healthy with Nutrition*. Berkeley, CA: Celestial Arts Publishing, 1992.

Lappe, Frances Moore. *Diet for a Small Planet*. Nova York: Ballantine, 1982.

Weil, Andrew. *Natural Health, Natural Medicine*. Nova York: Houghton-Mifflin, 1990.

Doença Cardíaca

Bennet, Charles. *Controlling High Blood Pressure Without Drugs*. Nova York: Doubleday Books, 1984.

Cooper, Kenneth. *Overcoming Hypertension*. Nova York: Bantam, 1990.

Ornish, Dean, M.D. *Reversing Heart Disease*. Nova York: Ballantine, 1990.

Salander, James M., M.D., LeVert, Suzanne. *If It Runs in Your Family: Hypertension*. Nova York: Bantam Books, 1993.

Zaret, Barry L., M.D., org. *Yale University School of Medicine Heart Book*. Nova York: Hearst Books, 1992.

Fitoterapia

Castleman, Michael. *The Healing Herbs*. Emmaus, PA: Rodale Press, 1991.

Hoffman, David. *The Herbal Handbook*. Rochester, VT: Healing Art Press, 1987.

Homeopatia

Cummings, Stephen, M.D. *Everybody's Guide to Homeopathic Medicines*. Los Angeles: Jeremy P. Tarcher, Inc., 1991.

Lockie, Andrew. *The Family Guide to Homeopathy*. Nova York: Prentice-Hall Press, 1993.

Ullman, Dana, *Discovering Homeopathy: Medicine for the 21st Century*. North Atlantic Books, 1991.

Meditação e medicina mente/corpo

Benson, Herbert. *The Relaxation Response*. Nova York: Outlet Books, Inc., 1993.

Borysenko, Joan. *Mending the Body, Mending the Mind*. Nova York: Bantam Books, 1988.

Locke, Steven e Colligan, Douglas. *The Healer Within*. Nova York: Mentor, 1986.

Moyers, Bill. *Healing and the Mind*. Nova York: Doubleday, 1993.

Yoga

Hewitt, James. *The Complete Yoga Book*. Nova York: Schocken Books, 1977.

Monro, Robin, M.D., et al. *Yoga for Common Ailments*. Fireside Books, 1990.

Medicina alternativa/informações gerais

Allenburg, Henry Edward, M.D. *Holistic Medicine*. Nova York: Kodansha, 1992.

Goldberg Group (350 médicos). *Alternative Medicine: The Definitive Guide*. Puyallap, WA: Future Medicine Publishing, Inc., 1993.

Mills, Simon, M.A. e Finando, Steven J., Ph.D. *Alternatives in Healing*. Nova York: New American Library, 1988.

Monte, Tom, e editores do *East West Natural Health*. *World Medicine: The East West Guide to Healing Your Body*. Nova York: Tarcher/Perigree, 1993.

Murray, Michael e Pizzorno, Joseph. *Encyclopedia of Natural Medicine*. Rocklin, CA: Prima Publishing, 1991.

Lista em ordem alfabética de grupos de medicamentos para doenças cardiovasculares

Anticoagulantes. Inibem a coagulação do sangue e previnem a formação ou o crescimento de coágulos nos vasos sangüíneos. Estes agentes são particularmente úteis na prevenção de ataques cardíacos ou de acidentes vasculares cerebrais depois de cirurgias cardíacas, pois impedem que o sangue forme coágulos em torno do tecido danificado.

Considerações especiais: De modo geral, os anticoagulantes são prescritos por apenas 6 a 8 meses como uma medida temporária após cirurgia ou lesão cardiovascular, como acidente vascular cerebral ou ataque cardíaco. Os anticoagulantes interagem com muitos outros tipos de medicamentos, incluindo a aspirina (um inibidor plaquetário), contraceptivos orais e laxantes. Se você estiver grávida ou se tiver as funções renal e hepática prejudicadas, os anticoagulantes talvez não sejam indicados para o seu caso.

Possíveis efeitos colaterais: Excesso de sangramento ou hematomas decorrentes de pequenas lesões; náusea e/ou vômito e perda de cabelos.

Nomes genéricos e comerciais: warfarina.

Antilipêmicos. Diminuem a quantidade de lipídios ou gorduras circulando no sangue e, desse modo, reduzem ou previnem a aterosclerose.

Existem dois grupos principais de medicamentos antilipêmicos — aqueles que atuam no fígado, bloqueando a conversão de ácidos graxos em lipídios; e aqueles que reduzem a absorção dos sais biliares (substâncias contendo grandes quantidades de colesterol, as quais são produzidas pelo fígado e secretadas no intestino) de volta para o sangue. Diferentes medicamentos atuam sobre diferentes partes do "perfil lipídico total" do paciente, incluindo as lipoproteínas de alta densidade (HDL), lipoproteína de baixa densidade (LDL) e triglicerídeos.

Considerações especiais: Os medicamentos usados para reduzir o colesterol são prescritos *apenas* em conjunto com restrições alimentares que visam reduzir a ingestão de gordura e de colesterol. Se uma pessoa que toma medicamentos para baixar os níveis de colesterol continuar com uma alimentação rica em gorduras e colesterol, o efeito da medicação poderá ser totalmente indeterminado.

Possíveis efeitos colaterais: Constipação, inchaço, náusea, dores de cabeça, diarréia, tontura, taquicardia, insônia.

Nomes genéricos e comerciais: colestiramina (Questran), colestipol (Colestid), genfibrozila (Lopid), lovastatina (Mevacor, Reducol), sinvastatina (Zocor), atorvastatina (Citalor), ácido nicotínico ou niacina, probucol (Lesterol), etofibrato (Tricerol).

Betabloqueadores. Atuam bloqueando os receptores beta no coração, nos vasos sangüíneos e em outras partes do corpo. Esse efeito detém a ação dos neurotransmissores que foram liberados pelo sistema nervoso simpático e, assim, reduz o volume de sangue bombeado pelo coração, diminui a constrição dos vasos sangüíneos em todo o corpo e bloqueia a produção de renina — a enzima que estimula os rins a reter sal e água. Como esses medicamentos aliviam a angina, eles podem ser a droga apropriada para pessoas que apresentam esse problema juntamente com hipertensão arterial. Eles são mais eficazes quando prescritos em baixas doses e acompanhados de diuréticos.

Considerações especiais: Os betabloqueadores não são recomendados para pessoas com asma (eles tendem a causar espasmo nos brônquios) ou com problemas circulatórios nas mãos ou nos pés.

Possíveis efeitos colaterais: Fraqueza; letargia; mãos e pés frios devido à circulação diminuída; náusea; pesadelo e impotência.

Bloqueadores de canais de cálcio. Promovem o relaxamento dos músculos das paredes dos vasos ao reduzirem a disponibilidade de cálcio — um mineral que afeta a contração muscular — para as células das paredes das artérias. Esses medicamentos também reduzem a ação do músculo cardíaco e, assim, freqüentemente são usadas para tratar angina. Eles também são úteis no tratamento de insuficiência cardíaca congestiva.

Considerações especiais: Os bloqueadores de canais de cálcio reduzem a pressão arterial em cerca de 30 a 40% daqueles que os tomam; todavia, eles costumam ser caros e em geral somente são prescritos quando outros medicamentos mais baratos não foram satisfatórios. Além do mais, pesquisas recentes indicam que o uso de bloqueadores de canais de cálcio e ação rápida para reduzir a pressão arterial em pessoas assintomáticas, pode aumentar o risco de ocorrência de um ataque cardíaco fatal. Os negros parecem responder bem a bloqueadores de canais de cálcio, os quais também apresentam um suave efeito diurético que alivia parte da retenção de sódio e água particularmente comum na população negra.

Possíveis efeitos colaterais: Tontura, dor de cabeça, constipação, letargia, náusea e inchaço.

Nomes genéricos e comerciais: diltiazem (Cardizem), nifedipina (Adalat, Cardalin), nimodipina (Nimotop), verapamil (Dilacoron, Cronovera).

Bloqueadores dos receptores A_{TT}. Bloqueadores dos receptores AT_1 da angiotensina II, reduzem a pressão arterial. Agem impedindo que a angiotensina II se ligue aos receptores que desencadeariam a ação de vaso-constrição.

Considerações especiais: Os bloqueadores dos receptores AT_1 foram introduzidos em 1995, tendo custo elevado.

Eles devem ser evitados por pacientes com comprometimento hepático, gestantes e por mulheres que estejam amamentando, pois não se sabe se é excretado no leite humano. Também deve ser evitado o uso concomitante com drogas que afetam o sistema renina-angiotensina, como os inibidores da ECA.

Seus efeitos colaterais têm sido de natureza leve, e tontura foi o único efeito colateral relacionado à droga.

Nomes genéricos e comerciais: losartan (Cozaar); valzartan (Diovan).

Diuréticos. Estes medicamentos reduzem o volume do sangue e dos fluidos corpóreos — e, portanto, a pressão arterial — por aumentarem a excreção renal de sódio e de água. O tratamento com diuréticos reduz em cerca de dois litros o volume de fluidos de um indivíduo; esta redução de volume diminui o trabalho do coração e a pressão nas paredes dos vasos.

Considerações especiais: Em novembro de 1992 o *National High Blood Pressure Education Program* anunciou que os diuréticos continuam sendo os medicamentos mais eficazes e mais baratos para reduzir a pressão arterial. Além disso, os diuréticos são os únicos medicamentos para hipertensão arterial que comprovadamente reduzem o número de acidentes vasculares cerebrais e a incidência de insuficiência cardíaca entre os seus usuários.

Atualmente existem três tipos de diuréticos. Aqueles mais freqüentemente prescritos são os diuréticos *tiazídicos*, que bloqueiam a reabsorção de sódio e cloro para a corrente sangüínea. Os *diuréticos de alça* são medicamentos mais poderosos, em geral reservados para pessoas cuja pressão arterial não foi adequadamente controlada pelos tiazídicos ou cujos rins foram lesados. Os diuréticos de alça, assim denominados porque atuam numa parte do rim conhecida como alça de Henle, são muito potentes; com efeito, eles fazem com que os rins eliminem 15% a mais de sal em comparação com os tiazídicos. O terceiro tipo de diurético inclui os *agentes poupadores de potássio*. Esta classe de medicamentos foi desenvolvida quando os médicos descobriram que, juntamente com o sódio, os diuréticos promoviam a excreção do potássio, um outro mineral essencial. O potássio é essencial para o perfeito funcionamento dos músculos, inclusive do coração. Quando há perda de potássio, ocorrem diversos efeitos colaterais perigosos, incluindo batimentos cardíacos irregulares, fraqueza muscular, disfunção renal e, muitas vezes, intolerância à glicose, a qual pode deflagrar ou exacerbar o *diabetes mellitus*. Os diuréticos poupadores de potássio atuam nos rins para aumentar a excreção de sódio ao mesmo tempo que conservam os níveis de potássio. Eles em geral são combinados com um outro diurético com o propósito de compensar a perda potencial de potássio.

Possíveis efeitos colaterais: Letargia, cãibras, erupções cutâneas e impotência.

Nomes genéricos e comerciais: clortalidona (Higroton), hidroclorotiazida (Clorana, Drenol), bumetanida (Burinax), furosemida (Lasix), amilorida (Diupress, Moduretic), espironolactona (Aldactone).

Inibidores da ECA (Enzima de Conversão da Angiotensina).

Agem para prevenir a produção de um hormônio, a angiotensina II, que promove a constrição dos vasos sangüíneos. Além de promover a dilatação dos vasos sangüíneos, os inibidores da ECA também previnem a elevação anormal dos hormônios associados à hipertensão arterial e às doenças cardíacas, incluindo a aldosterona, que atua sobre os rins, promovendo a retenção de sal e água.

Considerações especiais: Os inibidores da ECA são relativamente recentes — eles foram introduzidos pela primeira vez em 1981 — e são bastante caros. Eles devem ser evitados por qualquer pessoa que tenha distúrbio da função hepática e por mulheres grávidas ou que estejam amamentando. Seus efeitos colaterais podem ser mais graves nos idosos. Eles são particularmente úteis para diabéticos que têm hipertensão arterial e/ou aterosclerose, pois os inibidores da ECA raramente elevam os níveis da glicose ou de lipídios, como fazem muitos outros medicamentos.

Possíveis efeitos colaterais: Tontura, fraqueza, perda de apetite e/ou náusea, tosse seca e entrecortada e inchaço.

Nomes genéricos e comerciais: captopril (Capoten), enalapril (Renitec); lisinopril (Zestril), cilazapril (Vascase), fosinopril (Monopril).

Inibidores plaquetários. Assim como os anticoagulantes, ajudam a impedir que o sangue forme coágulos anormais. Eles atuam sobre um tipo de célula sangüínea conhecida como plaquetas, tornando-as menos aderentes e, assim, menos propensas a se conglomerarem, formando coágulos. Os inibidores plaquetários são prescritos para a prevenção de ataques cardíacos e acidentes vasculares cerebrais em pessoas com aterosclerose.

Considerações especiais: O inibidor plaquetário mais utilizado é a aspirina, prescrita na forma de doses baixas tomadas diariamente. Os inibidores plaquetários também reduzem a gravidade e a freqüência da angina. Eles devem ser tomados com cuidado por qualquer pessoa que tenha problemas no sistema digestivo (como úlceras), problemas de coagulação ou por qualquer mulher que esteja grávida ou amamentando.

Possíveis efeitos colaterais: Náusea, vômitos ou indigestão.

Nomes genéricos e comerciais: ácido acetil-salicílico ou aspirina (AAS, Bufferin, Ronal), dipiridamol (Cordalin, Persantin).

Nitratos. Os mais antigos medicamentos para doença coronariana são potentes dilatadores de artérias e veias usados no tratamento de *angina pectoris*. Os nitratos relaxam os músculos que envolvem os vasos sangüíneos, de modo que eles se dilatam, melhorando o fluxo de sangue para o coração.

Considerações especiais: Os nitratos freqüentemente são a primeira opção no tratamento da angina, e alguns desses medicamentos interagem com os anti-hipertensivos, promovendo a queda da pressão arterial.

Possíveis efeitos colaterais: Dores de cabeça, rubor, tontura e desmaios.

Nomes genéricos e comerciais: nitroglicerina (Nitradisc, Nitroderm), dinitrato de isossorbida (Isordil).

Simpaticolíticos. Também conhecidos como medicamentos alfa-adrenérgicos, atuam sobre o sistema nervoso simpático para prevenir a constrição dos vasos sangüíneos que faz a pressão arterial subir. Ao fazer isso eles dilatam os vasos sangüíneos em muitas partes do corpo. Existem quatro diferentes tipos de simpaticolíticos, cada um dos quais atua em diferentes partes do corpo. Os *medicamentos de ação central* reduzem a pressão arterial por estimularem determinados receptores nervosos, localizados no próprio cérebro, os quais promovem a redução da freqüência cardíaca, do volume de sangue bombeado pelo coração e da resistência dos vasos sangüíneos. Os *inibidores periféricos* interferem na liberação de noradrenalina pelas terminações nervosas simpáticas. Sem a noradrenalina, as paredes dos vasos sangüíneos não se contrairão e a pressão arterial não se elevará. Os *alfabloqueadores* promovem a redução da pressão arterial através da dilatação das artérias e arteríolas. Os alfabloqueadores freqüentemente aumentam os níveis do HDL colesterol (o "colesterol bom"), ao mesmo tempo que reduzem os níveis totais de lipídios, razão pela qual são particularmente úteis para as pessoas que têm hipertensão arterial e doença cardíaca coronariana. Os *betabloqueadores*, descritos acima, também são considerados simpaticolíticos.

Considerações especiais: Os medicamentos de ação central não costumam ser usados no tratamento inicial da hipertensão arterial, sendo ministrados juntamente com um diurético ou algum outro medicamento anti-hipertensivo; os inibidores periféricos estão entre os medicamentos mais baratos, mas tendem a provocar sonolência; os alfabloqueadores são geralmente usados em associações com outros medicamentos anti-hipertensivos.

Possíveis efeitos colaterais: Hipotensão postural (redução da pressão arterial quando a pessoa se levanta), náusea, dor de cabeça, palpitações, impotência, pesadelos, perda de apetite, erupções cutâneas, dores articulares, falta de ar.

Glossário

Acidente vascular cerebral: Uma interrupção do fluxo de sangue para o cérebro, causando danos e perda de função.

Ácidos graxos essenciais: Ácidos graxos insaturados que não podem ser sintetizados pelo corpo e que são considerados essenciais para a manutenção da saúde.

Adrenalina: Também chamada epinefrina. Um hormônio secretado pelas glândulas supra-renais e que aumenta a freqüência cardíaca e promove a constrição dos vasos sangüíneos.

Aldosterona: Um hormônio esteróide que é liberado pelas glândulas supra-renais e atua sobre os rins, promovendo retenção de sódio e água e, assim, aumentando a pressão arterial.

Alfabloqueadores: Medicamentos que reduzem a pressão arterial, atuando sobre o sistema nervoso autônomo e produzindo dilatação dos vasos sangüíneos.

Alopatia: Termo para a medicina ortodoxa ocidental; deriva do grego *allos* (diferente) e *phatein* (doença, sofrimento), implicando, assim, o uso de medicamentos cujos efeitos são diferentes da doença que está sendo tratada.

Angina: Uma forma de doença cardíaca em que há dor forte e sensação de pressão no peito, muitas vezes estendendo-se para o ombro e os braços.

Angiograma: Uma radiografia dos vasos sangüíneos ou de outras partes do sistema circulatório. O procedimento envolve a injeção de um contraste na corrente sangüínea para fazer com que os vasos sangüíneos ou o coração tornem-se visíveis em uma radiografia.

Antiinflamatório: Uma substância que combate a inflamação ou reduz a resposta inflamatória do tecido diretamente.

Aorta: A maior artéria do corpo, a partir da qual todas as outras se ramificam; é o principal vaso que conduz o sangue que sai do coração.

Arritmia: Batimentos cardíacos irregulares.

Artérias coronárias: Os dois vasos que saem da aorta para o coração. Eles se ramificam e fornecem sangue ao músculo cardíaco.

Artérias: Vasos sangüíneos que conduzem sangue e oxigênio para longe do coração, nutrindo as células de todo o corpo. Suas paredes são constituídas por músculos que se contraem ou se dilatam para aumentar ou reduzir a pressão arterial.

Arteriograma: Um exame de uma parte do sistema circulatório mediante a injeção de um contraste nas artérias através de um cateter, formando assim um mapa dos vasos sangüíneos.

Ataque cardíaco: Também chamado de infarto do miocárdio. Morte de tecido cardíaco causada por uma interrupção do fluxo de sangue através das artérias coronárias.

Ataque isquêmico transitório: Uma interrupção do fluxo de sangue para uma parte do cérebro que prejudica temporariamente a visão, a fala ou os movimentos.

Aterosclerose: Uma doença das artérias na qual placas de gordura se desenvolvem em suas paredes internas.

GLOSSÁRIO

Betabloqueador: Um medicamento que previne a estimulação de determinados receptores dos nervos do sistema nervoso simpático, os quais, não fosse isso, iriam promover a elevação da freqüência cardíaca.

Biofeedback: Uma terapia de modificação do comportamento na qual as pessoas são ensinadas a controlar funções corporais, como a pressão arterial, através de um esforço consciente.

Bloqueadores de canais de cálcio: Medicamentos que não permitem que parte do cálcio chegue até os músculos lisos dos vasos sangüíneos e, assim, promovem a dilatação dos vasos e a queda da pressão arterial.

Canais: Também chamados de meridianos; na Medicina Tradicional Chinesa, são as vias invisíveis do qi, tanto na superfície como no interior do corpo.

Carboidrato: Compostos orgânicos de carbono, hidrogênio e oxigênio que incluem os amidos, a celulose e os açúcares, constituindo uma importante fonte de energia. Todos os carboidratos acabam sendo quebrados pelo corpo e transformados em glicose, um açúcar simples.

Carminativo: Termo em fitoterapia que designa as plantas que ajudam o sistema digestivo a trabalhar adequadamente, reduzindo eventuais inflamações e removendo qualquer excesso de gás presente no aparelho digestivo.

Cateterismo: Um procedimento no qual um pequeno tubo flexível é inserido no corpo em um processo de diagnóstico ou de tratamento como, por exemplo, um arteriograma.

Colesterol: Uma substância semelhante à gordura e encontrada no cérebro, nervos, fígado, sangue e bile. Sintetizado no fígado, o colesterol é essencial em diversas funções corporais.

Condição de excesso: Na Medicina Tradicional Chinesa, uma condição em que o qi, o sangue ou fluidos corporais estão desordenados e se acumulam nos canais ou em alguma outra parte do corpo.

Detoxificação: Na Ayurveda, o processo de remoção das toxinas do corpo.

Diástole: O intervalo entre os batimentos cardíacos, quando o coração relaxa e se enche de sangue. A leitura diastólica da pressão arterial é o número mais baixo.

Diurético: Qualquer substância — natural ou sintética — que promove a redução do volume de sangue através da excreção de água e sal através da urina.

Doença da artéria coronária: Doença cardíaca causada por um estreitamento das artérias coronárias, resultando em diminuição do fluxo de sangue para o coração.

Doshas: Na Medicina Ayurvédica, os três tipos biológicos básicos que determinam a constituição de um indivíduo.

Ecocardiografia: Procedimento diagnóstico que usa ondas de ultra-som para visualizar estruturas situadas dentro do coração.

Eletrocardiografia: (ECG) Procedimento em que a função cardíaca é avaliada através da captação de impulsos elétricos.

Endorfinas: Substâncias produzidas pelo corpo e que agem como analgésicos naturais.

Esclerose: Um espessamento ou endurecimento anormal das artérias e de outros vasos.

Estagnação do Qi: Qualquer bloqueio de energia no corpo que interrompa as funções naturais do corpo ou o processo de cura.

Exercício aeróbico: Exercício físico que depende do oxigênio para a produção de energia.

Exercício anaeróbico: Exercícios que utilizam os próprios estoques de energia do músculo e não requerem oxigênio, tais como levantamento de pesos e exercícios isométricos.

Fator de risco: Condição ou comportamento que aumenta a probabilidade de um indivíduo desenvolver uma doença ou lesão.

Força vital: Na homeopatia, a energia intangível que anima todas as criaturas vivas e medeia suas respostas físicas, emocionais e intelectuais aos estressores externos.

GLOSSÁRIO

Freqüência cardíaca: O número de vezes que o coração bate (contrai-se e relaxa) a cada minuto.

Glândulas supra-renais: Glândulas produtoras de hormônios (endócrinas) localizadas acima de cada um dos rins e responsáveis pela secreção de diversos hormônios relacionados com a regulação da pressão arterial, incluindo a adrenalina e a aldosterona.

Glicose: O açúcar simples mais comum; fonte essencial de energia para o corpo.

Gordura saturada: Tipo de gordura obtida principalmente de produtos animais e associada a uma elevação dos níveis de colesterol no sangue e da aterosclerose.

Gordura: Um nutriente essencial, a principal forma na qual a energia é armazenada no corpo.

Hemoglobina: O pigmento vermelho transportador de oxigênio que é um dos componentes dos glóbulos vermelhos do sangue. A hemoglobina transporta oxigênio para os tecidos do corpo e remove o dióxido de carbono.

Hiperlipidemia: Excesso de gordura no sangue.

Hipertensão: Pressão arterial elevada.

Holístico: Relativo ao corpo como um todo; tratamento de uma doença levando-se em consideração todas as partes do corpo — e não apenas aquelas que apresentam sintomas — com o propósito de reequilibrar o ambiente interno.

Hormônio: Secreção interna que é transportada aos diferentes órgãos pela corrente sangüínea para modificar ou regular funções e processos vitais para o corpo.

Infarto: Morte de tecido que ocorre quando há interrupção do fluxo de sangue para uma determinada parte do corpo.

Insulina: Hormônio produzido e secretado pelo pâncreas; é necessário para o metabolismo adequado, principalmente o de carboidratos e a captação de glicose.

Isquemia: Deficiência de oxigênio causada por uma obstrução de um vaso sangüíneo.

Lei dos Semelhantes: O princípio de que "semelhante cura semelhante", que constitui a base da homeopatia; o remédio adequado para a doença de um paciente é aquela substância capaz de produzir, em pessoas sadias, sintomas semelhantes àqueles apresentados pelo paciente.

Lipídios: Gorduras, esteróides, fosfolipídios e glicolipídios; gorduras e substâncias semelhantes à gordura.

Lipoproteína de alta densidade: Uma proteína transportadora de lipídios, também conhecida como "colesterol bom", associada a uma diminuição do risco de aterosclerose.

Lipoproteína de baixa densidade: A proteína transportadora de lipídios, também conhecida como "mau colesterol", associada a um aumento do risco de aterosclerose.

Manipulação: Técnica utilizada em terapia quiroprática para ajustar a coluna, as articulações e outros tecidos.

Medicina Chinesa: Filosofia e metodologia de saúde e de medicina desenvolvida na China antiga.

Meridianos: Na Medicina Tradicional Chinesa, os quatorze canais do corpo através dos quais flui o qi.

Metionina: Um aminoácido essencial.

Mobilização: Uma técnica da terapia quiroprática que aumenta suavemente a amplitude dos movimentos de uma articulação.

Movimento ativo: Amplitude normal do movimento voluntário de uma articulação.

Moxa: Folhas secas de artemísia, usadas na Medicina Tradicional Chinesa; são colocadas nas extremidades das agulhas e depois inflamadas e mantidas perto de um ponto de acupuntura para aquecer e tonificar o qi.

Neurotransmissores: Substâncias que transmitem mensagens do cérebro, para o cérebro e dentro do cérebro e de outros tecidos do corpo.

Nicotina: Uma substância química obtida a partir do tabaco e que atua sobre a pressão arterial e freqüência cardíaca.

GLOSSÁRIO

Noradrenalina: Um hormônio secretado pelas glândulas supra-renais que aumenta a pressão arterial por constrição dos pequenos vasos sangüíneos e aumento do fluxo de sangue através das artérias coronárias.

Obesidade: Condição na qual um excesso de gordura acumulou-se no corpo; em geral considera-se que ela está presente quando uma pessoa tem um peso 20% maior do que aquele recomendado com base em sua altura.

Óleos essenciais: Essências aromáticas puras e concentradas extraídas de plantas.

Órgãos yang: Na Medicina Chinesa, os órgãos yang abrangem os intestinos, a vesícula biliar e a pele.

Órgãos yin: Na Medicina Chinesa, os órgãos yin são os órgãos internos densos, tais como o coração, o fígado, os pulmões, os rins e os ossos.

Oxigenação: Fornecer ou combinar-se com oxigênio.

Palpação: Exame físico do corpo usando-se as mãos para sentir as anormalidades.

Pâncreas: A glândula situada atrás do estômago e que secreta diversas substâncias importantes para a digestão, incluindo o hormônio insulina.

Pitta: Um dosha ayurvédico.

Placa: Depósitos de gordura que se acumulam nas paredes internas dos vasos sangüíneos, resultando em obstrução do fluxo normal do sangue.

Plaqueta: Componente do sangue relacionado com a coagulação.

Pontos de acupuntura: Pontos de acupuntura espalhados pelo corpo e que correspondem a órgãos específicos.

Potência: Diluição de remédios homeopáticos para aumentar sua eficácia, conferindo-lhes assim o seu valor terapêutico.

Pressão Arterial: A força exercida pelo sangue à medida que ele é bombeado pelo coração e pressiona a parede dos vasos sangüíneos.

Qi: Na Medicina Tradicional Chinesa, a força vital ou energia do corpo e do universo que circula através dos canais do corpo.

Radicais livres: Moléculas que são altamente reativas e potencialmente destrutivas para o corpo.

Reação de luta-ou-fuga: A resposta do corpo a uma ameaça ou a uma situação de *stress*, que envolve a liberação de hormônios e o subseqüente aumento da freqüência cardíaca, da pressão arterial e da tensão muscular.

Remédio Homeopático: Um remédio, selecionado com base na similaridade de seus sintomas e que produz uma reação em um paciente que estimula uma resposta do sistema imunológico.

Rins: As duas glândulas em forma de feijão, situadas na parte posterior do abdome e que regulam a quantidade de sal e a composição dos fluidos do corpo filtrando o sangue e eliminando os produtos de excreção através da produção de urina.

Sangue: Na Medicina Chinesa é a mais densa substância fluida do corpo, que fornece a essência com a qual o intelecto e as emoções "vivem".

Shen: Na Medicina Tradicional Chinesa, o "espírito" ou consciência, que dá origem e forma a expressão externa da vida humana.

Sintomas: Mudanças observáveis ou internas nas condições mentais, emocionais ou físicas de uma pessoa; na medicina holística, os sintomas são a manifestação externa de um desequilíbrio interno.

Sistema cardiovascular: O coração e as duas redes de vasos sangüíneos (veias e artérias) que transportam nutrientes e oxigênio para os tecidos e removem os produtos de excreção.

Sistema endócrino: Uma rede de glândulas que secretam hormônios na corrente sangüínea. Os hormônios ajudam a controlar os processos corporais, incluindo digestão, circulação, reprodução e crescimento.

Sistema límbico: Um grupo de estruturas cerebrais que influencia o sistema nervoso autônomo e o endócrino.

Sistema músculo-esquelético: Relativo aos músculos e ao esqueleto.

Sistema Nervoso Autônomo: A parte do sistema nervoso responsável pelas funções corporais, tais como batimentos cardíacos, pressão arterial e digestão. Ele se divide em duas partes: o sistema nervoso simpático e o sistema nervoso parassimpático.

GLOSSÁRIO 217

Sistema Nervoso Central: O cérebro e a medula espinhal, que são responsáveis pela integração de todas as funções neurológicas.

Sistema nervoso parassimpático: A divisão do sistema nervoso que, quando estimulada, reduz a freqüência cardíaca, baixa a pressão arterial e torna mais lenta a respiração.

Sistema nervoso simpático: A divisão do sistema nervoso autônomo responsável pelo controle da pressão arterial, salivação e digestão; trabalha em equilíbrio com o sistema nervoso parassimpático.

Sístole: A contração do músculo cardíaco; a pressão sistólica é o maior dos dois números da leitura da pressão arterial.

Stress: Qualquer fator, físico ou emocional, que provoca uma resposta física no corpo, seja ela negativa ou positiva.

Subluxação: Na quiroprática, um termo usado para explicar um desalinhamento da coluna vertebral.

Sucussão: Vigorosa agitação de remédios homeopáticos líquidos que permite a passagem da substância medicinal para a tintura alcoólica.

Tao: O curso e os caminhos da natureza; um termo chinês significando o universo como um todo indiferenciado.

Teoria das cinco fases: Na Medicina Chinesa, uma maneira de considerar o corpo e o universo e de explicar as interações existentes entre eles.

Tintura: Uma solução alcoólica de uma substância medicinal.

Tonificar: Na Medicina Chinesa, nutrir, aumentar e fortalecer; aumentar o suprimento de qi e promover o adequado funcionamento e equilíbrio do corpo.

Toxina: Substância que é prejudicial ou venenosa para o corpo.

Triglicerídeos: O lipídio mais comum encontrado nos tecidos adiposos; forma na qual a gordura é armazenada no corpo.

Trombose: A formação de um coágulo sangüíneo, chamado trombo, que bloqueia parcial ou completamente um vaso sangüíneo.

Vascular: Relativo ou suprido por vasos sangüíneos.

Vasoconstritor: Um agente que faz com que os vasos sangüíneos se estreitem, produzindo uma redução do fluxo de sangue.

Vasodilatador: Um agente que faz com que os vasos sangüíneos se dilatem, aumentando, assim, o fluxo de sangue.

Vata: Um dosha ayurvédico.

Yin/Yang: Conceito chinês que descreve toda a existência em termos de estados ou condições que são diferentes, mas mutuamente dependentes; a medicina chinesa tradicional tem por objetivo restaurar o equilíbrio a esses aspectos contrastantes do corpo e da mente.

A FORÇA DO CHAKRA DO CORAÇÃO
Instruções Úteis para Você Descobrir e
Usar o seu Potencial Energético
Paula Horan e *Brigitte Ziegler*

Este livro, *A Força do Chakra do Coração*, focaliza os fatos centrais da vida, proporcionando-nos sugestões de ordem prática para que tomemos consciência como seres humanos. As autoras explicam como os problemas de vários tipos, que parecem estar enraizados na natureza humana, podem ser transformados e solucionados para sempre.

"Por que isto acontece comigo?"

"Por que repito sempre as mesmas experiências?"

"Quem sou eu?"

Essas perguntas estão diretamente relacionadas com padrões e estruturas inatas de pensamento que determinam, muito mais do que podemos imaginar, as experiências e sofrimentos do dia-a-dia.

A Força do Chakra do Coração, mais do que apresentar receitas de efeito instantâneo ou conhecimentos prontos para o uso, destina-se a motivar o leitor a descobrir o mestre interior, o âmago do próprio ser; a ouvir a voz interior; a confiar nos sentimentos; a guiar-se pela intuição e a liberar o potencial energético que dormita no íntimo de todas as pessoas à espera de ser ativado. E quando isso acontece, libera-se uma energia sutil que torna a pessoa mais aberta, mais livre e amorosa, permitindo que ela reconheça os relacionamentos interpessoais mais delicados.

EDITORA PENSAMENTO

GUIA COMPLETO DE AROMATERAPIA

O Poder Transformador das Essências e dos Óleos Aromáticos

Erich Keller

Os óleos essenciais contêm a força vital das plantas, das árvores, das frutas e das flores. Essa força vital torna esses óleos totalmente diferentes das drogas sintéticas, permitindo que você os use sem correr o risco de efeitos colaterais indesejáveis. Os óleos essenciais são um meio natural para aliviar doenças comuns, como dores de cabeça, problemas digestivos, tensão excessiva, nervosismo, perda do apetite e insônia.

Este *Guia Completo de Aromaterapia* ensina como se beneficiar com essa antiga técnica de cura.

Além disso, o livro abre as portas para o mundo prazeroso e mágico dos perfumes naturais, incluindo receitas, técnicas e dicas para:

- equilibrar suas emoções;
- relaxar o corpo, a mente e o espírito;
- estimular sua sexualidade;
- fabricar seus próprios cosméticos;
- criar um perfume pessoal;
- estimular estados de meditação;
- cozinhar usando óleos essenciais;
- curar males comuns, e muito, muito mais.

O *Guia Completo de Aromaterapia* também versa sobre o efeito dos aromas sobre os chakras, indicando os óleos essenciais mais apropriados para o equilíbrio de cada um deles. Além disso, apresenta uma correlação muito interessante entre os óleos essenciais e os planetas e signos do zodíaco, o que torna esta obra muito indicada também para astrólogos e pessoas interessadas em astrologia e espiritualidade em geral.

EDITORA PENSAMENTO

CURA ENERGÉTICA
Cura Prânica e por Visualização

Silvio Camargo

CURA PRÂNICA

A cura prânica é feita com as mãos, sem se tocar a pessoa. É uma técnica rápida e poderosa que atua, basicamente, através da remoção do prana ou ki (energia vital) onde houver excesso, e de energização onde houver falta. Isto, por si só, cura e promove o restabelecimento do equilíbrio físico e/ou psicológico. É uma técnica simples, acessível, eficaz e fácil de ser empregada por qualquer pessoa, não havendo necessidade que esta tenha poderes paranormais, mediúnicos ou espirituais.

CURA POR VISUALIZAÇÃO

O uso de imagens na cura de distúrbios orgânicos perde-se no tempo. Se estou doente e, utilizando procedimentos corretos, mentalizo um estado de saúde, serei capaz de romper o círculo vicioso da doença. Muito interessante é que podemos mentalizar saúde não só para nós mesmos (autocura), mas também para o outro. É nisso que se baseiam as "cirurgias espirituais sem incisão". Através do uso de imagens, podemos retirar "formas de pensamento" negativas, que mantêm uma pessoa doente, e introduzir "formas de pensamento" positivas, que lhe darão forças para lutar.

* * *

Sobre o autor: *Fisioterapeuta formado pela Universidade de São Paulo, Silvio Camargo é, há anos, um estudioso das práticas de cura energética, sendo hoje um dos maiores conhecedores desse assunto entre nós.*

EDITORA PENSAMENTO

CONHEÇA

os centros magnéticos vitais do ser humano.

Chakras são os centros magnéticos vitais, que fazem parte da natureza oculta do ser humano. O seu estudo é deveras proveitoso e fascinante. Despertar e ativar sucessivamente cada um dos sete *Chakras*, pela meditação e força de vontade, e segundo o método seguro indicado pelo autor, é abrir-nos as portas de um novo mundo, até aqui fechados em nosso eu interior.

Este livro ensinará os leitores a desenvolver progressivamente os seus centros magnéticos vitais, o que lhes proporcionará uma vida mais completa, mais feliz e espiritual.

EDITORA PENSAMENTO

Os Chakras

HOMEOPATIA: CIÊNCIA E CURA

George Vithoulkas

Homeopatia, a "medicina da energia", é um ramo da ciência médica que se baseia no princípio de que a doença pode ser curada pelo fortalecimento do mecanismo de defesa do corpo, com substâncias selecionadas por suas propriedades energéticas. Na homeopatia é escolhida como remédio uma substância que, em seu estado natural, produziria num corpo sadio os mesmos sintomas encontrados na pessoa enferma que sofre de um mal específico. Mas essa substância é diluída e purificada, ficando reduzida à quintessência de seu estado de energia, de modo a não prejudicar o organismo.

Contrastando com a medicina tradicional em que os sintomas são tratados com drogas tóxicas que enfraquecem o corpo, a medicina homeopática visa mudar os níveis energéticos do corpo que estão na raiz da doença. Instituída no século XIX pelo Dr. Samuel Hahnemann, a prática da homeopatia vem despertando nos últimos anos uma nova onda de interesse, à medida que mais e mais médicos e pacientes esclarecidos descobrem os poderes curativos da energia natural.

Em *Homeopatia: ciência e cura*, George Vithoulkas coloca ao alcance do leitor um texto claro e compreensível, aliando a teoria à prática desse importante ramo da medicina. Escrito em linguagem clara e concisa, com muitas ilustrações, referências e casos estudados, seu livro é uma fonte excelente e indispensável de consulta.

EDITORA CULTRIX

VISUALIZE A SUA CURA

Anita Moraes

Quem somos nós? O livro de Anita Moraes nos oferece roteiros de viagens através do inconsciente e, como uma aventura sensível e cheia de contrastes, vai nos descortinando paisagens interiores e nos mobilizando para a grande realização do autoconhecimento.

Seu livro é um fascinante roteiro de visualizações e um dos mais completos guias de imagens encontrados até hoje, que você pode utilizar no consultório, como médico ou psicoterapeuta (independentemente de sua linha de trabalho), ou mesmo para si próprio e para seus entes queridos.

Inspirado de uma forma curiosa, devido a fatores que a autora chama de "uma estranha combinação de estudo com o sofrimento humano", *Visualize a sua Cura* dá a você a oportunidade de mergulhar fundo dentro de si mesmo, resgatando o seu rico e precioso potencial adormecido e tornando sua vida mais proveitosa e feliz.

A autora, psicoterapeuta de raízes junguianas, dedica-se a pesquisas em hipnoterapia avançada (com especialistas da Fundação Milton Erickson, de Phoenix, Arizona), de que faz parte a visualização. Sempre mesclando conhecimento, simplicidade e compaixão, ela ensina-nos a seguir uma trilha que leva à saudável interação entre mente e corpo.

Sem dúvida, esta obra é destinada a ensinar a você, profissional ou leigo, a arte de transformar o veneno em remédio, o sintoma em sinal de cura e a emoção bloqueada em recurso criativo.

CULTRIX/PENSAMENTO